林巴按摩瘦身操

—》打開瘦身開關，體驗驚人成效！—》

夜久ルミ子

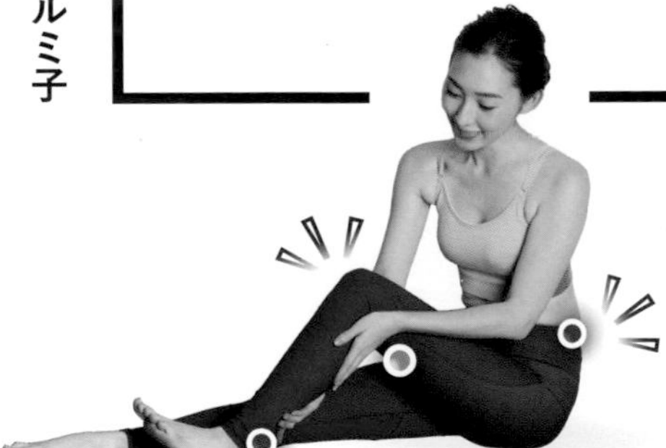

楓葉社

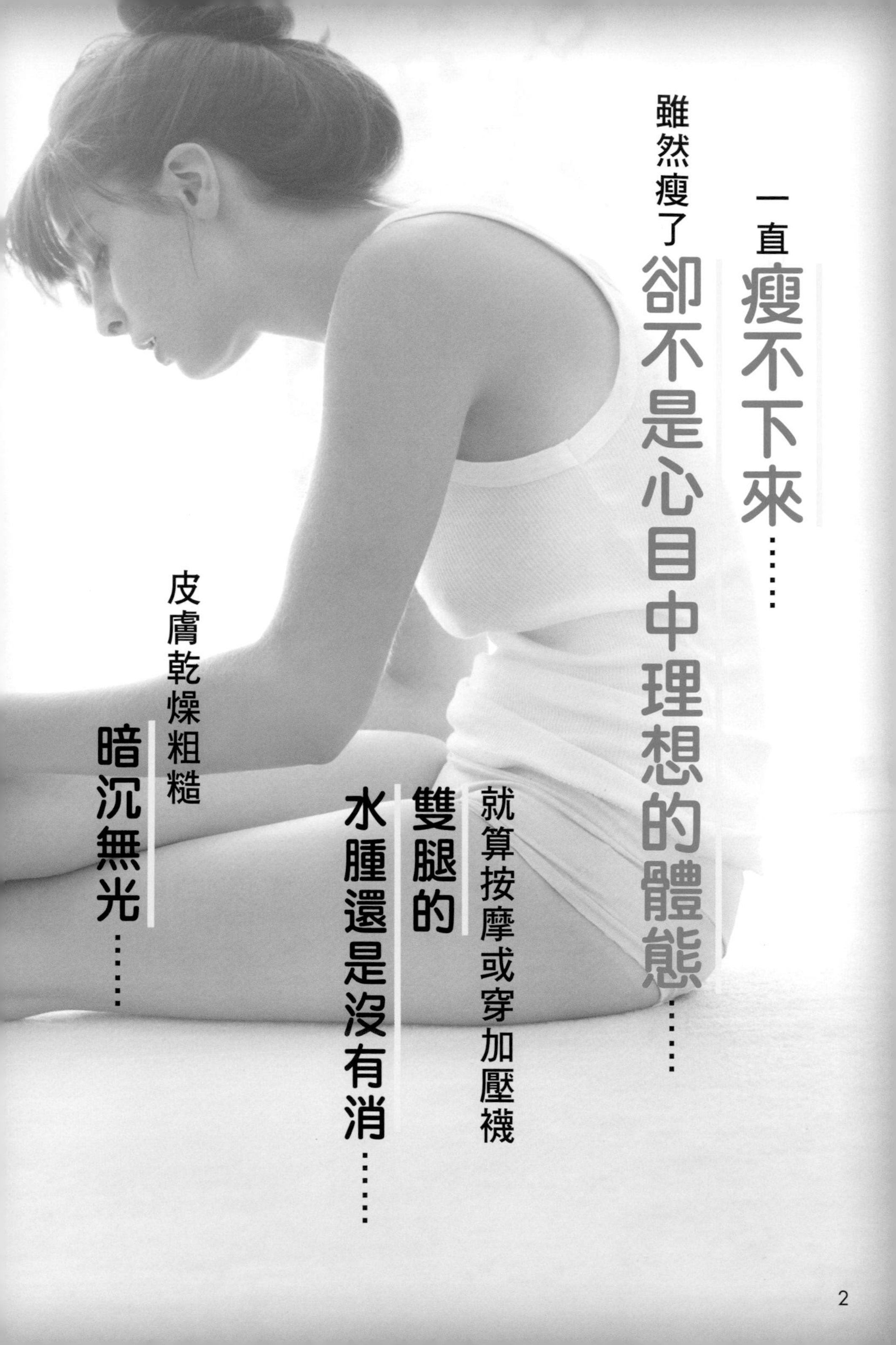

一直瘦不下來……

雖然瘦了卻不是心目中理想的體態……

就算按摩或穿加壓襪
雙腿的水腫還是沒有消……

皮膚乾燥粗糙
暗沉無光……

身體到處都是

鬆弛下垂的肉……

其實這些症狀，

全都是因為你放任老廢物質

阻塞在體內造成的！

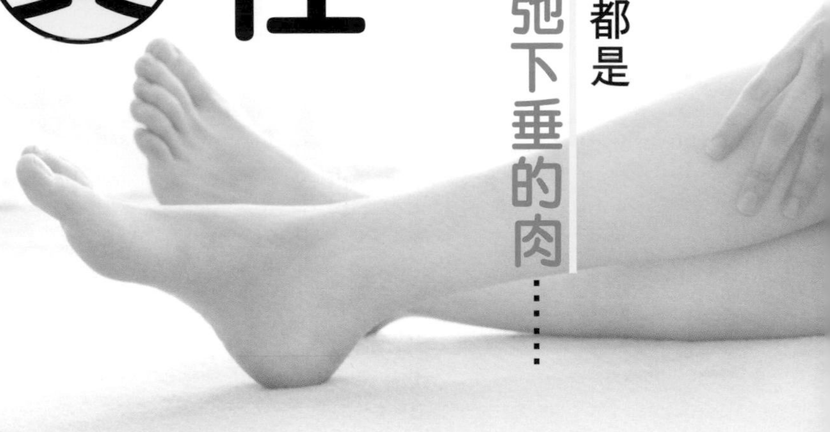

害你失去美麗光采的元兇

就是阻塞的老廢物質！

希望常保健康美麗，
最近卻發現自己的皮膚不太好，
而且控制飲食也瘦不下來……
你是否有以上困擾呢？
其實，老廢物質一旦在體內形成阻塞，
就會加速身體老化，
那些你以為有益美容與健康的做法
甚至可能造成反效果。

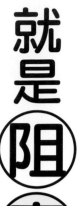

✕ 只要運動就會瘦！

老廢物質塞住時 → 只會感覺更累，老廢物質愈積愈多。

✕ 只要控制飲食就會瘦！

老廢物質塞住時 → 就算吃得少，脂肪依舊無法代謝，最後變成肥肉。

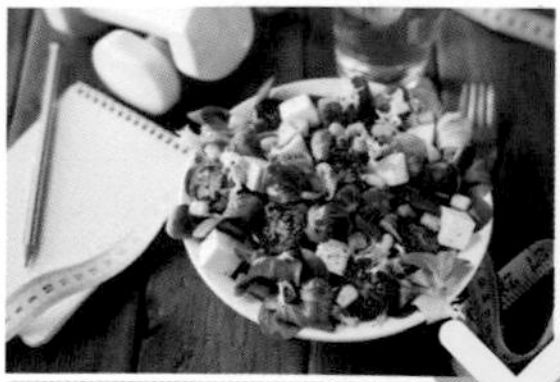

為了美肌做半身浴讓自己流汗

老廢物質塞住時

反而使體內循環變差，導致肌膚乾燥粗糙。

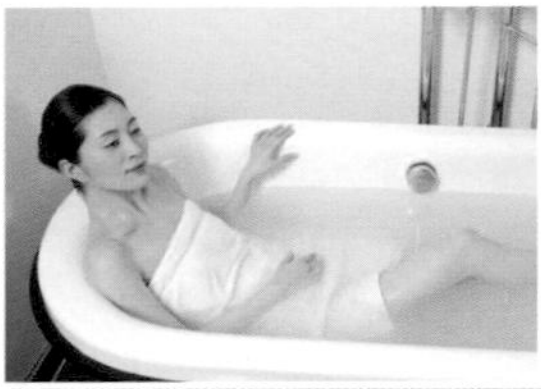

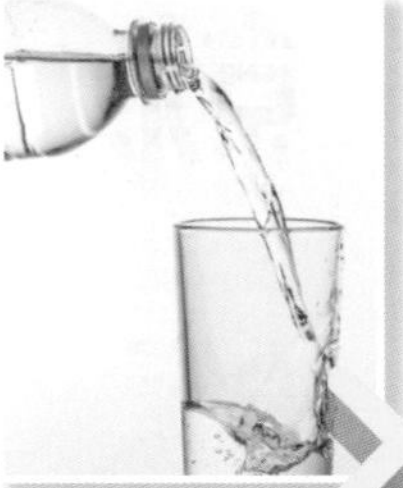

只要大量喝水就會變漂亮

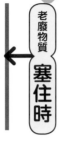

老廢物質塞住時

無法排去多餘脂肪，老廢物質還是留在體內。

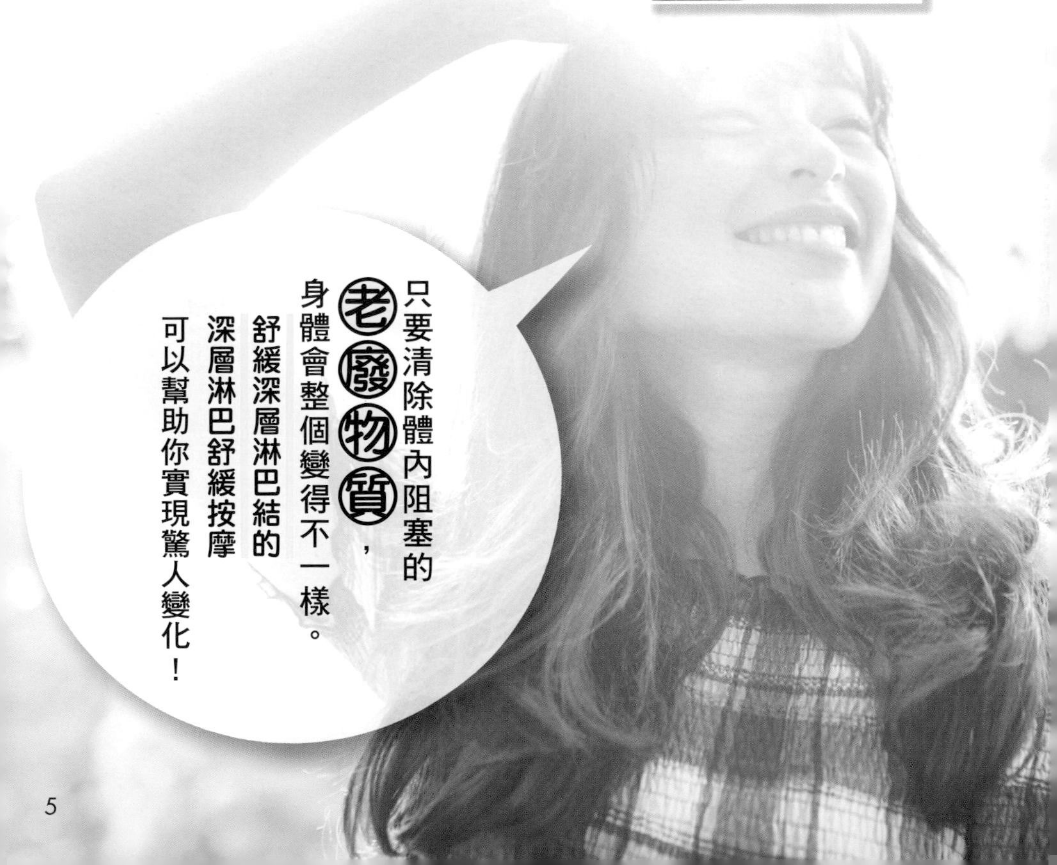

只要清除體內阻塞的老廢物質，身體會整個變得不一樣。

舒緩深層淋巴結的深層淋巴舒緩按摩

可以幫助你實現驚人變化！

深層淋巴結舒緩與一般淋巴按摩相比

效果是⑩倍以上！

水腫、手腳冰冷、腰痠背痛等問題，都是體內的老廢物質造成的。
在我們身體裡流動的淋巴液具有運送養分等物質的功用，
當老廢物質增加、淋巴液的流動變差，
淋巴管就等於處在阻塞的狀態。
遇到這種狀況時，可以透過**淋巴按摩**加以改善。
刺激皮膚、改善淋巴液的流動能夠清除多餘的水分及老廢物質。
但是，一般的淋巴按摩（淋巴引流）不過是在肌膚上輕輕摩擦，
只對位於身體表面的淋巴有用，而流經這裡的淋巴液僅有6％。
更有效率、效果也更好的，是針對深層淋巴結進行的**「深層淋巴結舒緩」**。
由於是作用於全體94％的淋巴液所流經的深層，
因此**功效是一般按摩的10倍**。

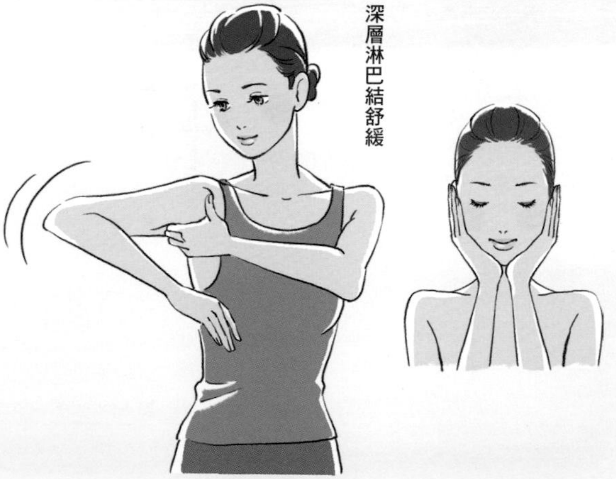

深層淋巴的位置與作用

深層淋巴位於肌肉內，刺激肌肉、
對肌肉加壓能夠活化深層的淋巴管，
同時也會活化連接深層與淺層的穿孔淋巴管。
靠近皮膚表面的淺層淋巴液則會經由穿孔淋巴管，
流入吸力較大的深層淋巴管。
由於人體內有94％的淋巴液是在深層流動，
因此活化深層可以連同淺層的6％在內，
對幾乎100％的淋巴液起到作用，
排出大量老廢物質。

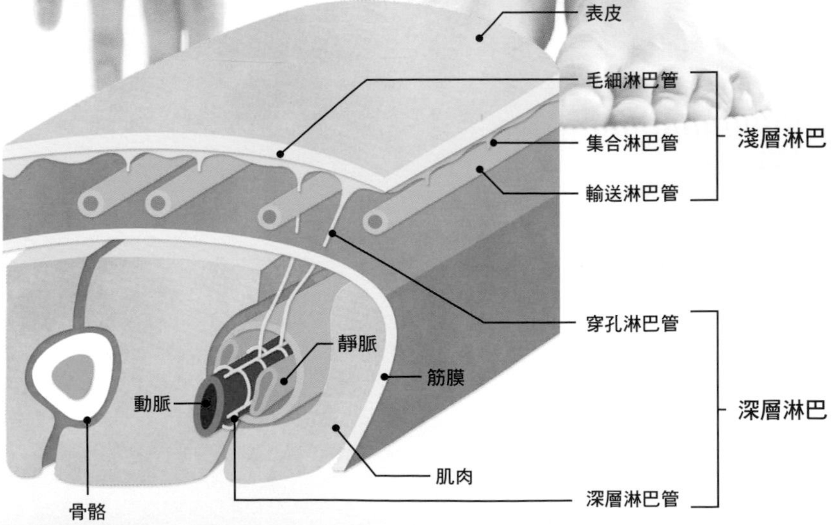

透過深層淋巴舒緩按摩
打造心目中理想的曲線

我運用自己的藥劑師、針灸按摩師、國際美容師、芳療師等超過20種與美相關的證照，研究如何由內到外讓顧客整體變美，以及進行整體美的美容服務已有25年之久。

最後我得到的答案是，「真正的健康會帶來極致的美」。

東洋醫學認為，氣、血、水均衡協調，人就會健康。這裡的血指的是血液，水則是淋巴液，只要調理好這兩者，便會自然產生精氣。

除了淋巴液，**「深層淋巴結舒緩」**對血液也會起到作用。

而且，**還能幫你排出身體深層的老廢物質，將身體的每個角落清理乾淨。**

如此一來，**不僅全身的水腫都消了，而且還輕輕鬆鬆達成塑身的目標。**

「我的腿前所未有的美！我不再對外表感到自卑了！」

「有路人跟我說你的皮膚好好！」

「做了這個按摩以後我就沒感冒過了。」

以上都是體驗者分享的喜悅。
這些回應讓我親身感受到「健康會帶來美」的道理。
經年累月為顧客按摩下來，隨著次數的累積，
我發現自己服務的顧客不僅身體出現變化，
連想法也變得更積極了。
每一天我都深切體悟到「身體與心靈是分不開的」。
舉例來說，把滿是油污的抽油煙機或冷氣機洗乾淨，會令人心情雀躍，
彷彿連家裡的氣氛都變得不一樣了。
舒緩深層淋巴結會排出身體深處的老廢物質，
感覺就像清掉了身體裡肉眼看不見的油膩髒污。
身體變乾淨了，帶著養分及氧氣的血液就能流遍全身。
不只如此，血液還會運送熱能及荷爾蒙，因此改善手腳冰冷及生理痛等問題。
我在本書中彙整了「舒緩深層淋巴結」的方法，方便初學者入門，並能夠輕鬆持續下去。
歡迎大家在接下來的2週和我一同打造真正的健康與極致的美。

夜久ルミ子

CONTENTS

PART 3 有助於局部瘦身的深層淋巴結舒緩

針對令你煩惱的部位重點出擊！

PART 4 深層淋巴結舒緩使你更加美麗動人

不只能瘦身！還有防老化的效果

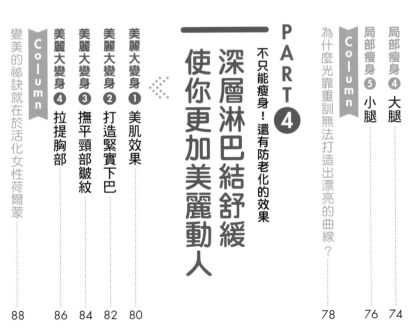

PART 5
舒緩深層淋巴結搶救身體
迅速排解眼前問題的實用技巧

PART 6
建立良好生活習慣
進一步提升深層淋巴結舒緩的效果！

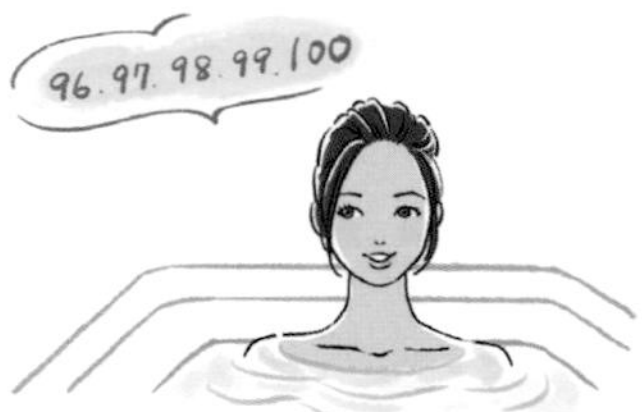

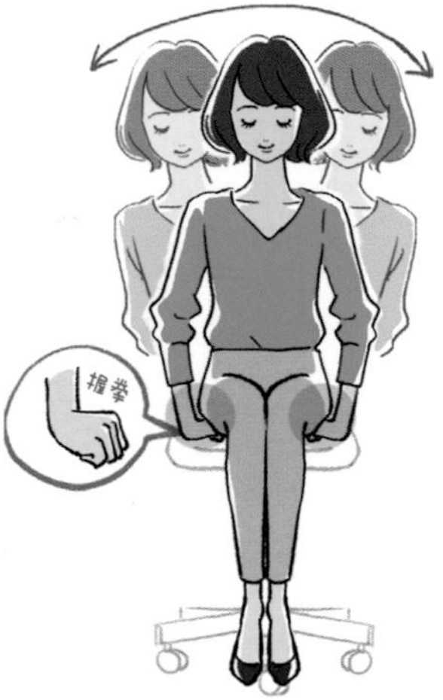

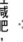

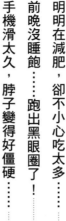

PART 1

效果是淋巴按摩的10倍！

舒緩深層淋巴結為何如此神奇

相信有不少讀者都是第一次聽到「舒緩深層淋巴結」這個詞。其實這是一種作用於身體深層淋巴結的按摩。接下來會詳細介紹這種按摩與過去的淋巴按摩有何不同，以及其原理與功效。

只要舒緩深層淋巴結 就能從內到外都變美

想去除阻塞在體內的老廢物質，最重要的是讓淋巴流動順暢。
相較於只是摩擦皮膚的一般淋巴按摩，
深層淋巴舒緩按摩排出老廢物質的效果超過了10倍，
而且還具有更多功效。

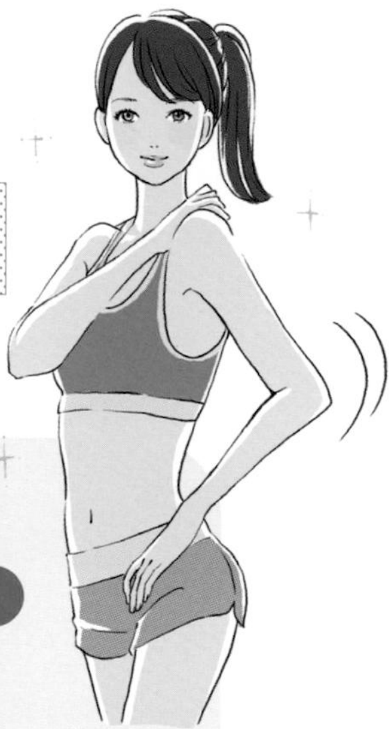

深層淋巴按摩和普通的按摩有何不同？

一般的按摩

方法

透過摩擦肌膚表面
活化淺層淋巴。

做了之後？

● 流經身體表面的淺層淋巴液只占整體的6％。

≫

● 等於只對流經身體表面的6％的淋巴液有效。

深層淋巴按摩

方法

透過對肌肉加壓
活化深層淋巴。

做了之後？

● 能吸取、排出人體94％位於深層的淋巴液、6％的淺層淋巴液。

≫

● 幾乎能作用於100%的老廢物質阻塞處、淋巴液，有效排出老廢物質。

深層淋巴按摩的主要功效

效果 1 消除身體累積的脂肪

排出體內的老廢物質，
讓脂肪等多餘的東西不易囤積於身體。

效果 2 使肌膚變水潤，增加彈力及光澤

沒有了老廢物質，血液循環會變好，並能活化女性荷爾蒙、生長激素。肌膚的營養得到補充，也就更添光澤。

效果 3 提升代謝，達到自然瘦身的效果

體內沒有老廢物質阻塞，能使呼吸更深長，
提升熱量消耗。

效果 4 預防生活習慣病

少了老廢物質阻塞，血液會變清澈，免疫力也有所提升，
有助於預防糖尿病、高血壓等疾病。

效果 5 改善運動能力

沒有老廢物質作怪，肌肉及關節的活動性會變好，
讓身體的活動範圍更大，提升運動能力。

為什麼深層淋巴舒緩按摩具有美容美體的效果？

以下將解釋深層淋巴舒緩按摩為何有效，
首先要帶大家認識淋巴的構造與功能。

淋巴有什麼作用？

人體內的血液是從心臟經由動脈流至全身，將氧氣及養分運往細胞。我們的身體則會使用氧氣及養分燃燒脂肪、治療傷口、消除疲勞。細胞在工作告一段落後，會將老廢物質及二氧化碳等排出到細胞間的組織液。毛細血管會回收這些被排出來的東西，從靜脈回到心臟。**無法在靜脈回收的大塊老廢物質及養分，則是由伴隨靜脈分布的淋巴管負責回收。**淋巴管內有帶著養分及老廢物質的淋巴液流動。

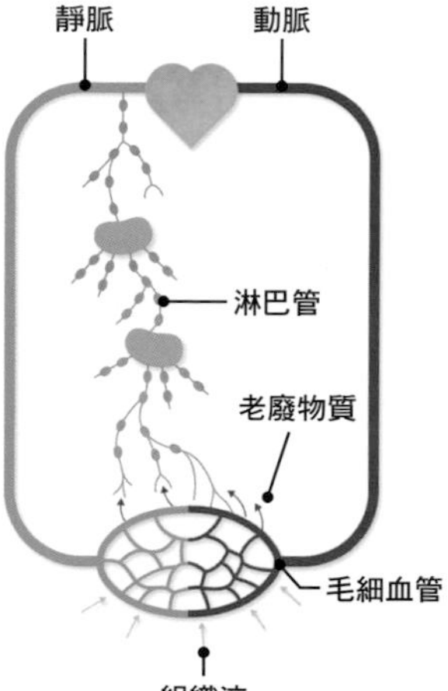

淋巴管會回收無法在靜脈回收的大塊老廢物質。

淋巴到底是什麼東西？

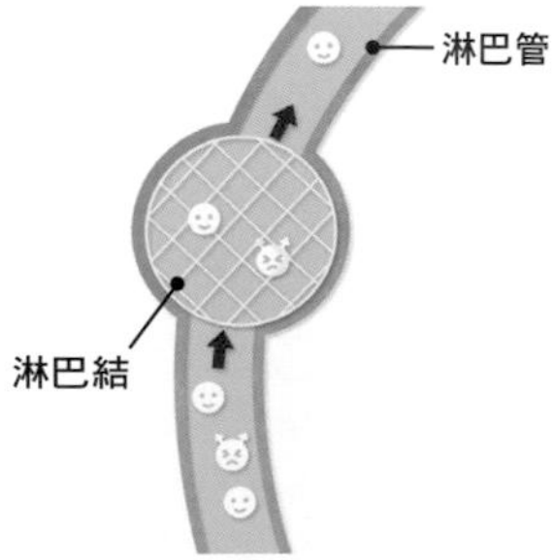

我們的體內充滿了沿血管分布的「淋巴管」。淋巴管內流動的淋巴液中除了養分，也包含著老廢物質及細菌等有害物質。**淋巴液途中流經的「淋巴結」則扮演了濾網的角色**，負責清除掉這些有害物質。人體內的淋巴結約有800個之多。**一般便將淋巴管、淋巴液、淋巴結合稱為「淋巴」。**

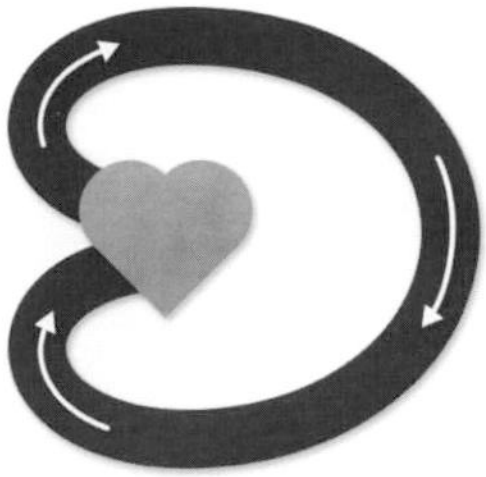

心臟有如一具幫浦，讓血液得以在體內循環。

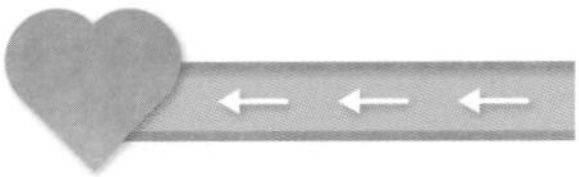

淋巴液是往心臟單向流動。

為何老廢物質會塞住？

我們的心臟如同幫浦，會將血液送往全身，然後再收回心臟。而淋巴則沒有這種抽送的功能，**取而代之的是透過肌肉的動作，讓淋巴從手腳末端的淋巴管往心臟單向流動**。

此外，由於淋巴液的流動速度慢，因此當老廢物質多起來時，流動就會變得更差。

哪些行為會導致老廢物質堆積？

一般的日常生活便會逐漸累積乳酸等對身體有害的老廢物質。此外，矯正內衣、包緊緊的褲襪、小尺碼的緊身褲等衣物都會**勒住身體**，使得淋巴液的流動變差，容易累積老廢物質。

運動不足、久站或久坐的姿勢則會造成小腿的下半身血液不容易回到心臟。如此一來，不僅帶不走老廢物質，**水分也停滯不前，因而形成水腫**。

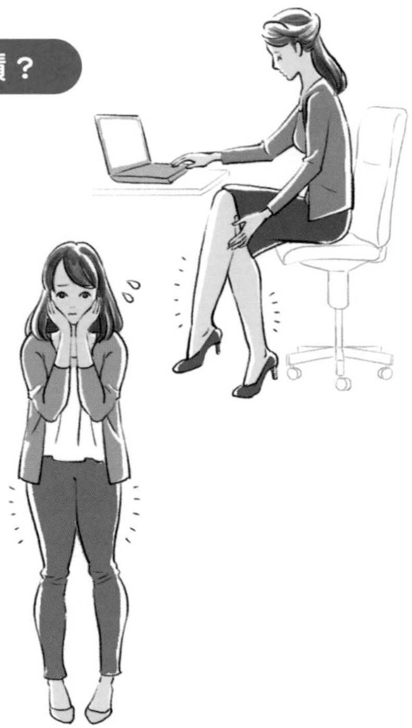

要如何讓淋巴順暢流動？

流動在肌膚表面（皮膚下方）的淋巴只占整體的6％。想要更有效地排出老廢物質、讓身體感覺煥然一新，就得從其餘94％的深層淋巴著手，本書介紹的「舒緩深層淋巴結」便能幫助你做到這一點。以加壓、活動的方式刺激肌肉，能舒緩深層淋巴結，讓100％的淋巴液迅速流動。

另外，舒緩淋巴結後，摩擦肌膚會更容易將老廢物直排出體外。如此一來，淋巴也能流動得更順暢無阻。

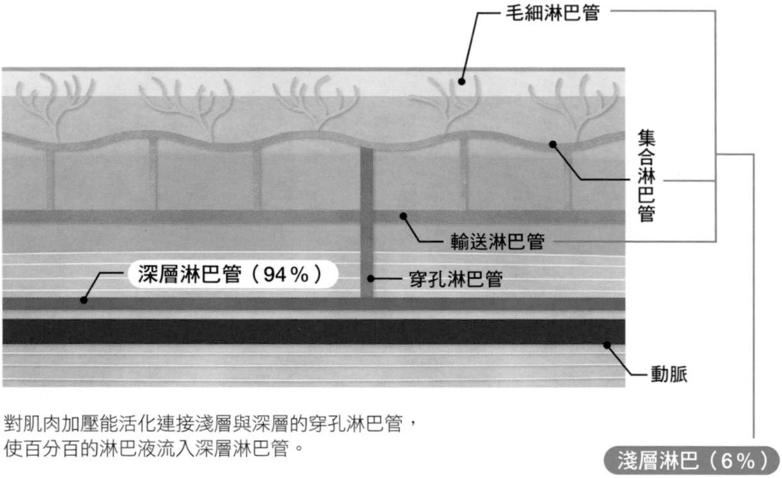

對肌肉加壓能活化連接淺層與深層的穿孔淋巴管，
使百分百的淋巴液流入深層淋巴管。

深層淋巴舒緩按摩會順著單一方向的淋巴流向操作。下一頁的插圖畫出了分布於全身的淋巴及其流向。按摩時腦中想像著淋巴的流向，能讓手部的按摩動作更為流暢，按摩的效率也更好。

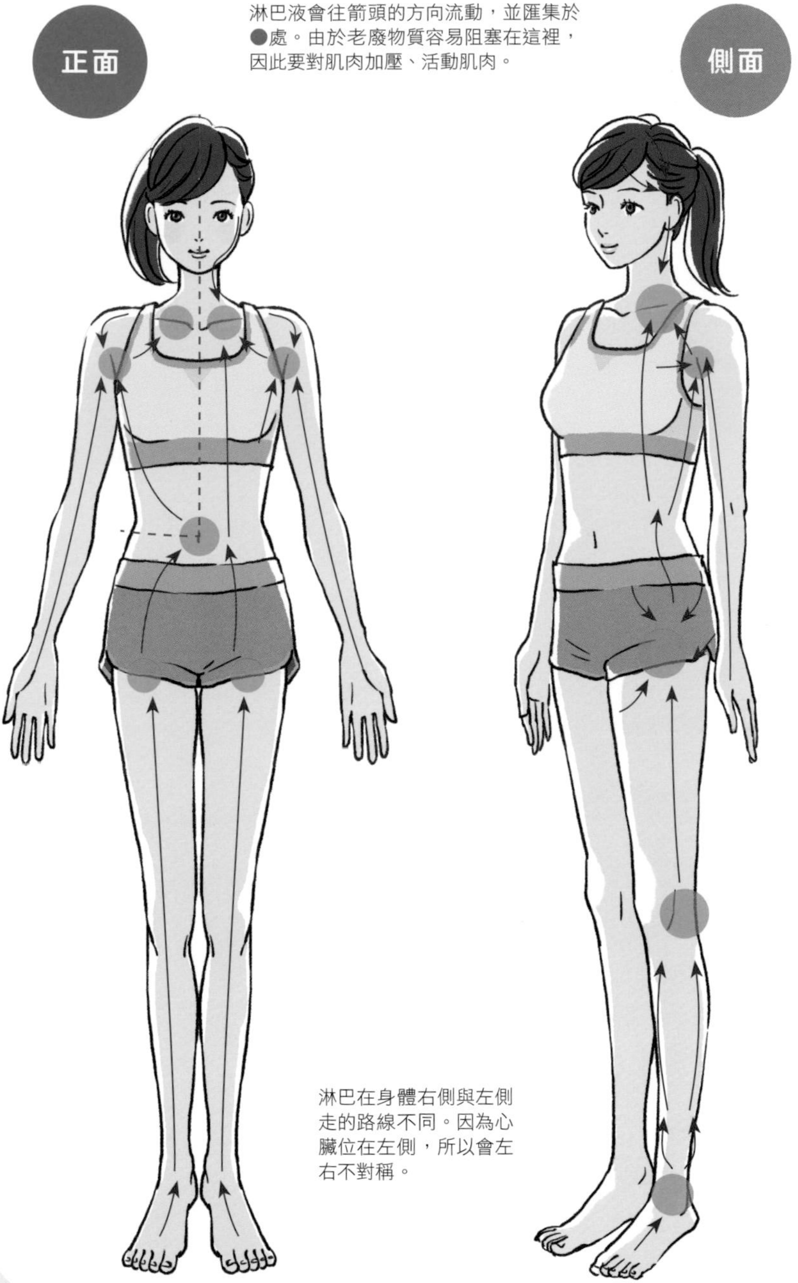
正面
淋巴液會往箭頭的方向流動，並匯集於●處。由於老廢物質容易阻塞在這裡，因此要對肌肉加壓、活動肌肉。
側面
淋巴在身體右側與左側走的路線不同。因為心臟位在左側，所以會左右不對稱。

舒緩深層淋巴結的
9個開關

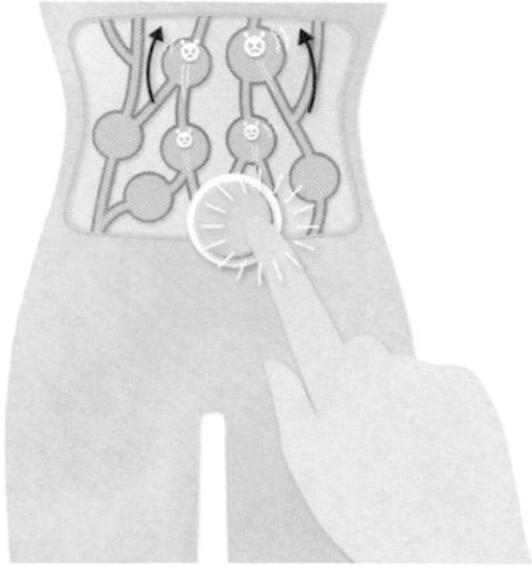

人體內有超過800個淋巴結，分布於全身各處。要照顧到所有的淋巴結是非常累人的事，有再多時間也不夠用。因此要把重點放在**被稱為「瘦身開關」的9個地方。**

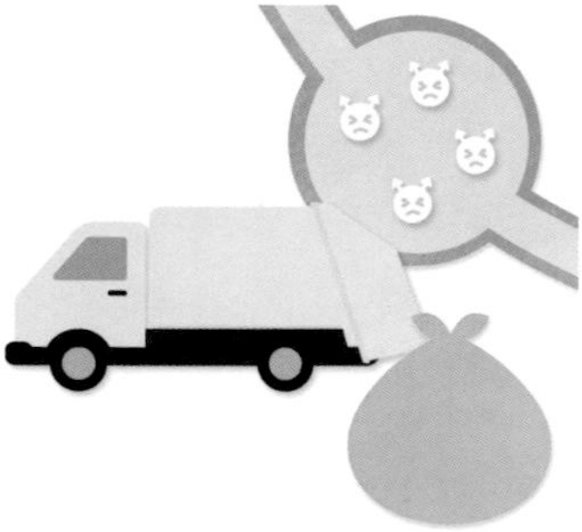

淋巴管內的淋巴液會通過淋巴結，在全身流動。淋巴結是淋巴管的中繼點，就像是過濾老廢物質的垃圾處理場，而**以下的9個淋巴結是遍布全身的淋巴管一定會經過的地方。**對這些地方做重點處理是最有效率的，因此這9個淋巴結又有**「瘦身開關」**之稱。

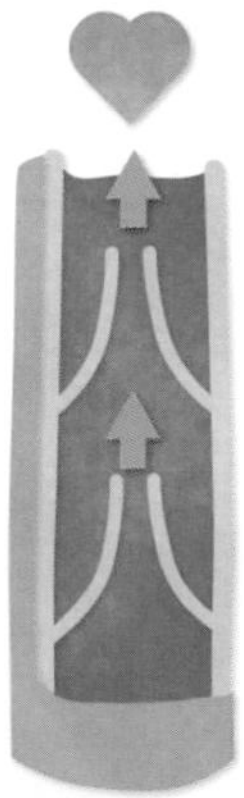

深層淋巴結舒緩是從靠近心臟的地方往遠離心臟的地方做。

原因之一在於**淋巴液是往心臟流動的。**如果先從靠近心臟的地方清除阻塞，就能改善淋巴的流動。

此外，深層淋巴管內有瓣膜，區隔出一個個空間。當一個空間的淋巴流出，形成了空洞，便會將相鄰空間的淋巴吸過來。換句話說，如果靠近心臟端的空間清空了，**往心臟吸的力量就會更強，增加淋巴的流動。**

藉由深層淋巴結舒緩
打開9個開關

瘦身開關的開啟順序

1 鎖骨的淋巴結

⇒所有淋巴液會匯集於此。與臉部水腫、雙下巴有關。

2 臉、頭、頸部的淋巴結

⇒與臉部水腫、肩膀痠痛、頸部痠痛有關。

3 腋下的淋巴結

⇒與堆積在肩膀及背部的脂肪有關。

4 橫膈膜的淋巴結

⇒可使呼吸深長、提升代謝。

5 腹部的淋巴結

⇒與腹部的贅肉有關。

6 腰部的淋巴結

⇒與腰部、下腹部的贅肉有關。

7 大腿根部的淋巴結

⇒與下半身的水腫有關。

8 膝蓋後方的淋巴結

⇒與小腿水腫有關。

9 足踝的淋巴結

⇒與足踝水腫有關。

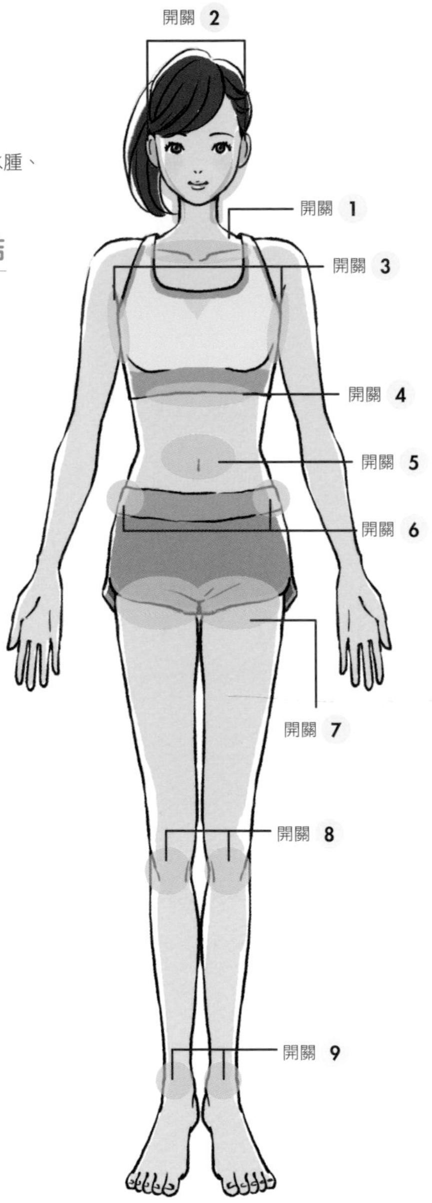

用深層淋巴結舒緩打開瘦身開關

任何人、任何時間都能做

方法簡單，容易養成習慣

深層淋巴結舒緩只需要放鬆9個淋巴結就行，而且大致上只有3個步驟（參考左頁）。只要熟悉了手部動作就容易養成習慣，是一種不論男女老少，任何人都適合做的按摩。

就算累了也還是可以做

可以在洗完澡或睡前、看電視的時候這類在家放鬆的時候進行。就算覺得很累、不太想動，做起來也輕鬆無負擔，而且不需要特別的道具或寬敞的空間。

不會弄錯位置，也不需要特別用力

或許會有人擔心自己按摩的位置是否正確，或不知如何拿捏力道大小。不過，深層淋巴結舒緩的原理是刺激肌肉，進而影響全身的淋巴，並非按壓特定的點。而且也不需要用力，只要持之以恆，效果就會出來。

不用辛苦運動也能瘦身

深層淋巴結舒緩可以提升基礎代謝、消除水腫，自然而然打造出易瘦體質。因此，不需要控制飲食或辛苦運動，也能感受到體態的變化，得到持續下去的動力。

深層淋巴舒緩按摩的步驟

1 **壓迫**

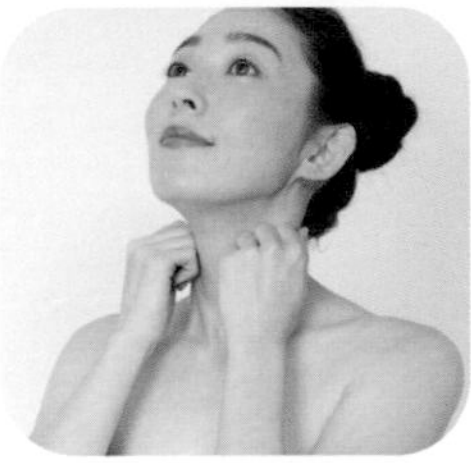

用拇指及其餘四指捏住、按壓淋巴容易阻塞的部位。像這樣壓迫肌肉可以對位在筋膜下的深層淋巴加壓，並活化連接淺層與深層的穿孔淋巴。

2 **活動**

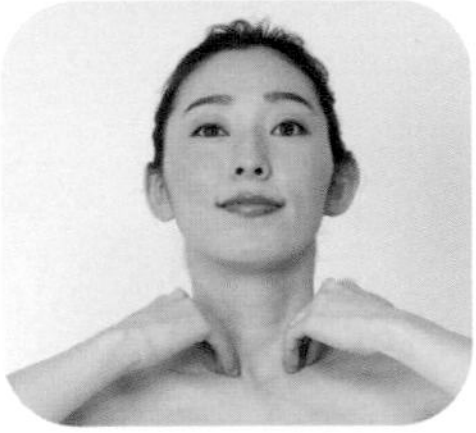

持續步驟 1 的壓迫，並活動該部位，令肌肉收縮。在壓迫的同時動一動可以更深入刺激，增加深層淋巴的流動，排除老廢物質形成的阻塞。

到此為止便是深層淋巴結舒緩

3 **流動**

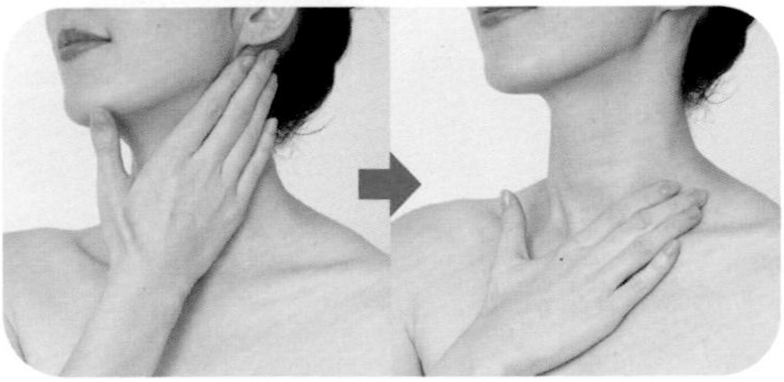

活動之後往瘦身開關的方向輕輕摩擦，幫助排出老廢物質。

這樣就完成了深層淋巴舒緩按摩！

讓淋巴流動的效果有多大？

深層淋巴舒緩按摩 2週大挑戰

以下請來了6位20多歲至50多歲的女性體驗本書所介紹的按摩。
這項挑戰為期2週，在此期間內完全沒有特別做什麼運動及控制飲食！
究竟她們身上會出現何種變化呢？

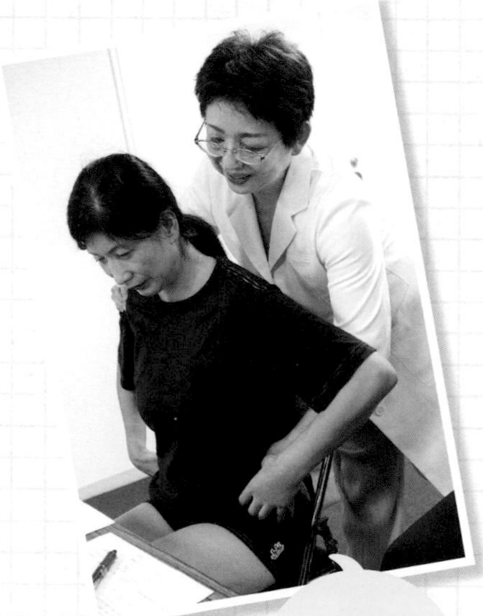

不需要
這麼用力喔

挑戰方法

依序舒緩「開關1～9」(→P42～)。由於淋巴已經相當程度停滯不動了，因此剛開始的頭兩週1天會按摩2次。

如果覺得全部做完太辛苦，或擠不出時間的話，則請體驗者一定要先做完「開關1 鎖骨的淋巴結」後，再針對自己特別在意的部位按摩。

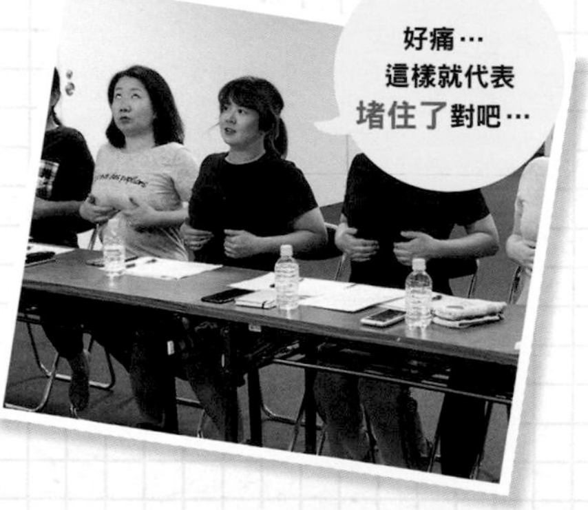

好痛…
這樣就代表
堵住了對吧…

2週後
除了體重以外，身體其他部位也出現了變化。

FILE / 1

F小姐 **45**歲

我很喜歡吃，不過深層淋巴舒緩按摩不需要控制飲食，所以我覺得自己應該可以持續下去。雖然希望整個人都能瘦下來，但我最在意的還是腰，想擁有明顯的腰身曲線。

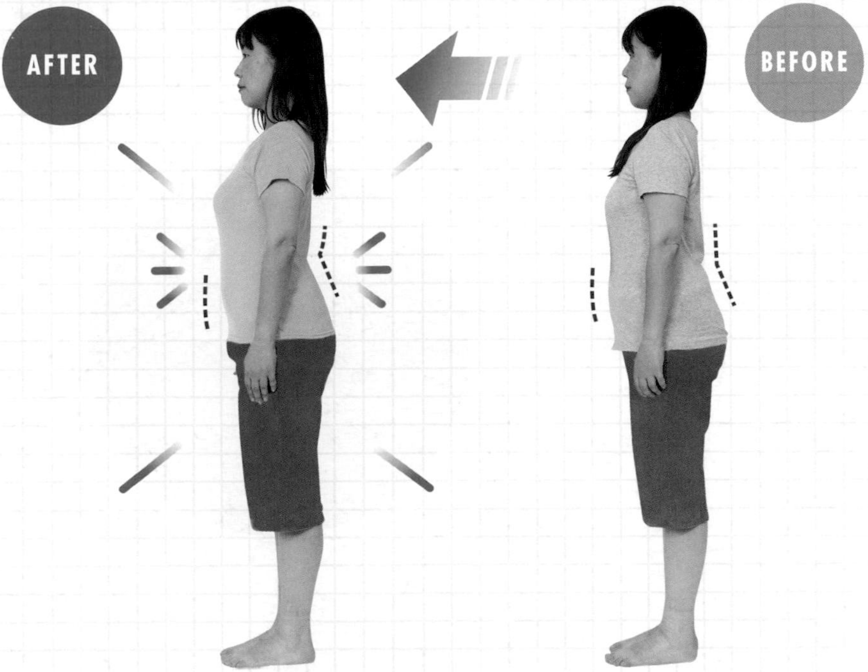

AFTER	變化	BEFORE	項目
50.1 kg	—3.1 kg	53.2kg	體重
25 cm	—1.5 cm	26.5cm	上臂
85 cm	—3.5 cm	88.5cm	腰圍
46 cm	—4.4 cm	50.4cm	大腿
33 cm	—1.5 cm	34.5cm	小腿

夜久老師的話

儘管F小姐愛吃美食，腰圍還是變小了。今後如果能以橫膈膜的淋巴結舒緩為主，持續做下去的話，可以進一步提升熱量代謝，讓自己更容易瘦。

感想

方法很簡單，就算因為工作晚歸也還是可以做。大概才過了5天，就有愈來愈多人跟我說：「你變瘦了！」在體重還沒有出現變化時，整個人已經瘦了一圈，外觀上的變化讓我執行起來更有動力。

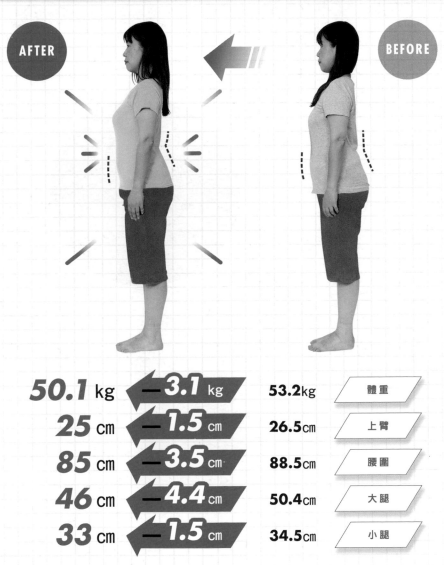

FILE/2 T小姐 35歲

生完小孩後我變得很在意腰部的贅肉。因為孩子還小，我沒辦法空出太多時間，但希望能透過腹部的按摩等方式讓自己有腰身，大腿也瘦下來。

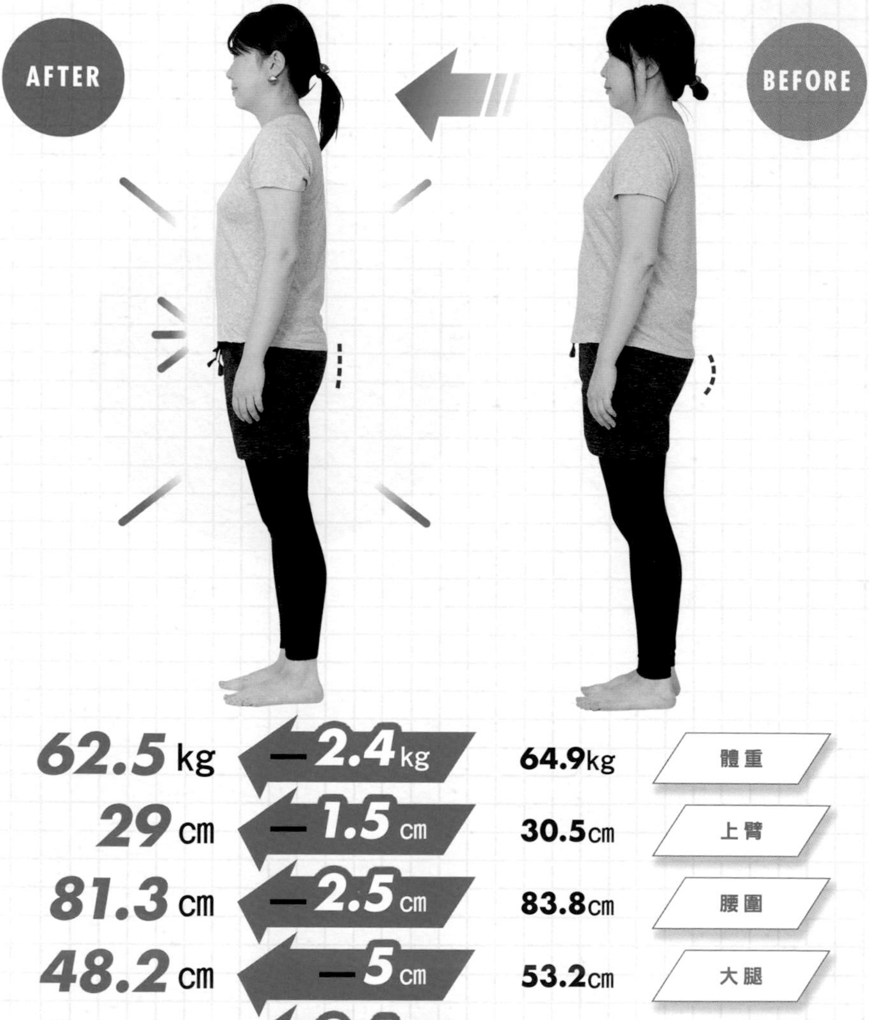

	AFTER	變化	BEFORE
體重	62.5 kg	−2.4 kg	64.9kg
上臂	29 cm	−1.5 cm	30.5cm
腰圍	81.3 cm	−2.5 cm	83.8cm
大腿	48.2 cm	−5 cm	53.2cm
小腿	36.3 cm	−0.4 cm	36.7cm

夜久老師的話

身上的衣服變鬆是一項很容易察覺到的變化。想讓腰瘦下來，就要持續在起床時、就寢前、睡覺時舒緩腹部的淋巴結，這樣能排掉前一天殘留的脂肪與今天的脂肪。

感想

開始體驗大約一週後，我老公突然跟我說：「你變瘦了！」雖然不太抽得出時間，但不知不覺間我的肚子和大腿都瘦了，原本穿的牛仔褲也感覺變鬆了。

FILE 3　**S小姐 28歲**

我永遠在減肥，試過各式各樣的減肥方法，但總是很快就放棄，或沒有效果……。我一直對自己的體重和下半身不滿意，希望大腿和小腿可以瘦下來。

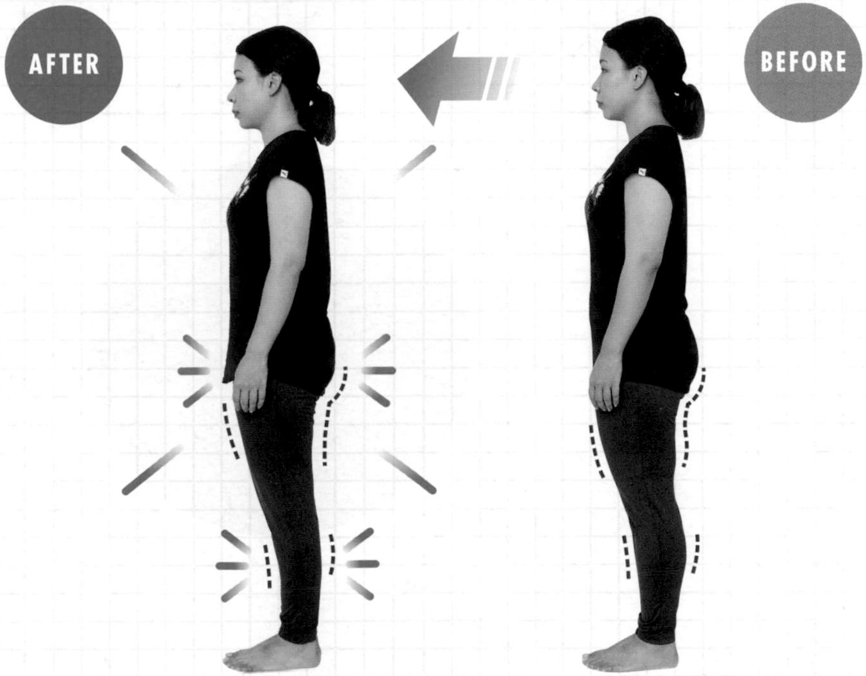

AFTER	變化	BEFORE	
57.2kg	－2kg	59.2kg	體重
27.5cm	－2cm	29.5cm	上臂
70.5cm	－1.9cm	72.4cm	腰圍
54cm	－3.3cm	57.3cm	大腿
35cm	－2.2cm	37.2cm	小腿

夜久老師的話　由於這套按摩很簡單，相信缺乏恆心的人也有辦法養成習慣，看到成效。只要持續舒緩臂部與大腿根部的淋巴結，就能改善髖關節的活動性，幫助雙腿變瘦。

感想　每天持續按摩後，就算照吃自己喜歡的東西，我的體重還是變輕了！因為方法很簡單，我覺得自己今後也能持續下去，接下來要朝穿得下緊身牛仔褲的目標努力。

FILE 4

K小姐 39歲

我的身體本來就很僵硬，稍微按摩一下也會痛，我覺得一定是淋巴塞住了。最想瘦的是肚子，不過希望自己的蝴蝶袖也可以瘦下來。

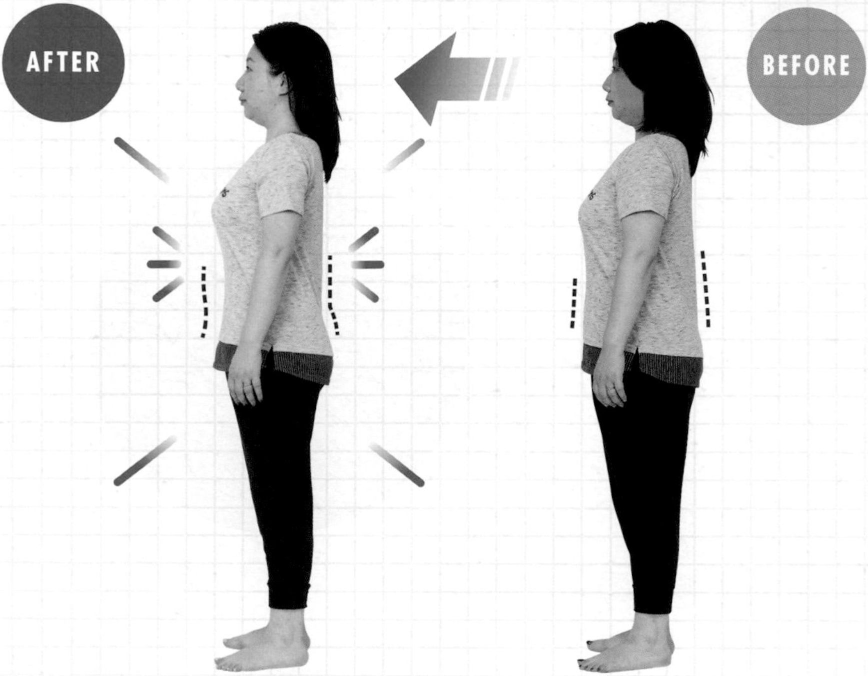

AFTER	變化	BEFORE	項目
60kg	−2.4kg	62.4kg	體重
27cm	−2.5cm	29.5cm	上臂
75cm	−5cm	80cm	腰圍
53cm	−1cm	54cm	大腿
35cm	−1.5cm	36.5cm	小腿

夜久老師的話

雖然K小姐一開始身體非常僵硬，但身體僵硬的人只要讓淋巴流動了，身體就會出現明顯變化，整個人瘦下來。請將身體不再感到疼痛當成自己會變瘦的信號，持續按摩下去。

感想

一開始我不管動哪裡都覺得很痛，但在持續實行的過程中感覺不痛了，實際感受到老廢物質真的有在流動。後來開始有人跟我說「你變瘦了耶」、「你變漂亮了耶」，讓我燃起了鬥志，2個禮拜一下就過去了。

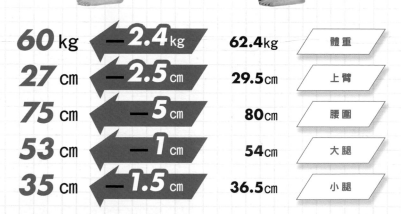

FILE / 5 **M**小姐 **58**歲

雖然我的上半身看起來不胖，但我很在意膝蓋上方及大腿的贅肉。我平常並沒有特別做什麼運動，但這次我想用心做好下半身的按摩。

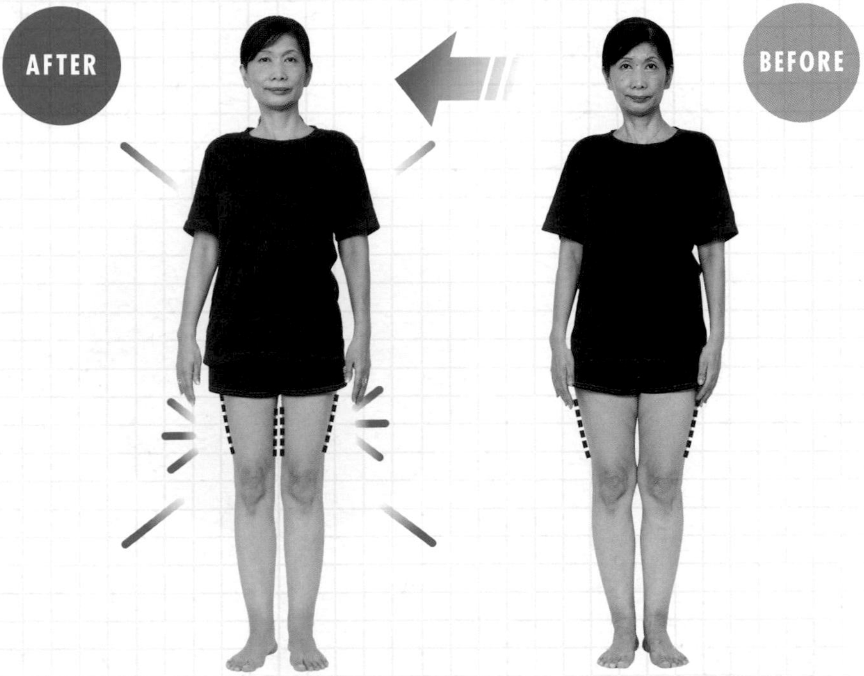

AFTER	變化	BEFORE	
55.2 kg	−1.7 kg	56.9kg	體重
25.5 cm	−0.5 cm	26cm	上臂
73.5 cm	−2.5 cm	76cm	腰圍
47 cm	−4 cm	51cm	大腿
35 cm	−1 cm	36cm	小腿

夜久老師的話

看得出來M女士的膝蓋上方變瘦了呢。另外，深層淋巴舒緩按摩可以幫助身體的各個角落排毒，其特徵就是肌膚的變化。持續按摩下去可以讓肌膚更快變漂亮喔！

感想

開始不久之後，我就覺得身體變輕，更容易活動了，同時心情也開朗了起來。我不但瘦了，連肌膚也變得更加明亮，感受到了數字以外的變化。

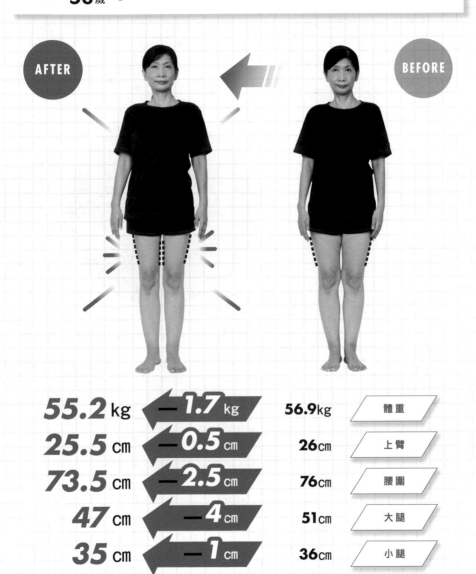

FILE 6　S小姐　33歲

我很喜歡按摩，原本會去美體沙龍給人按，但最近都沒空去……。由於這套按摩在家就可以做，所以我想試試看。我的工作常要用到手，希望粗壯的手臂和凸出來的肚子能得到改善。

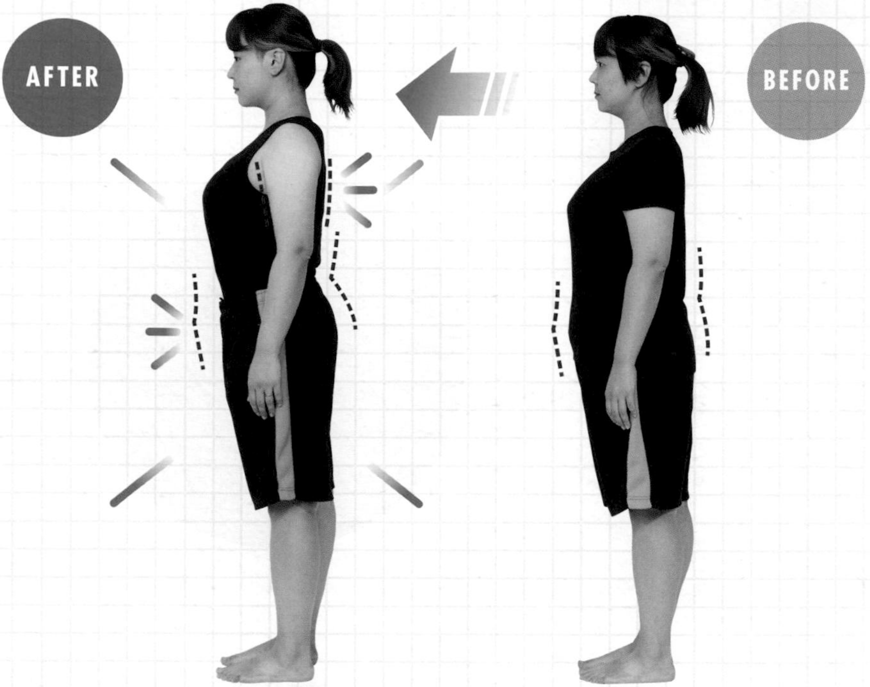

AFTER	變化	BEFORE	項目
61.2 kg	−2kg	63.2kg	體重
30.5 cm	−1.5 cm	32cm	上臂
79 cm	−2cm	81cm	腰圍
48.5 cm	−4cm	52.5cm	大腿
36 cm	−3cm	39cm	小腿

夜久老師的話

雖然S小姐在體驗期間出去旅行，但這套按摩並不受飲食影響。頸部的淋巴結舒緩對於生活不規律造成的情緒煩躁也很有效，希望你之後試試看。

感想

因為工作的關係，我的生活不太規律，但深層淋巴舒緩按摩不需要硬擠時間出來，可以利用自己的空檔來做。這2週中我有去旅行、吃美食，但人還是瘦下來了，讓我嚇一大跳。

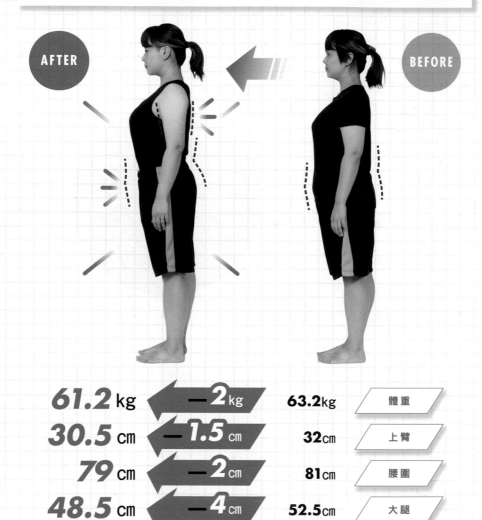

2週體驗結束後……

2週後，每位參與挑戰的女性希望變瘦的部位都看得出明顯成效。
而且就算沒有控制飲食，體重一樣變輕了！
由於整個人瘦了下來，外表變化相當大，
身邊的人很快就注意到了。
深層淋巴結舒緩的好處就在於不用硬逼自己，能夠每天持續做下去。

REPORT

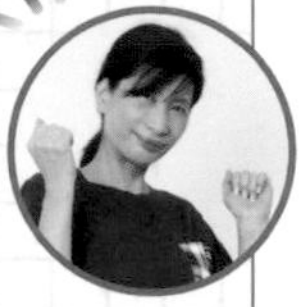

每天持續按摩後，原本只是稍微碰到就會痛的地方也變得不痛了，實在令我驚訝。而且老廢物質不再阻塞，整個人看起來都變瘦了。和2週前相比，我的身體也變得更柔軟，讓我進一步感受到效果。

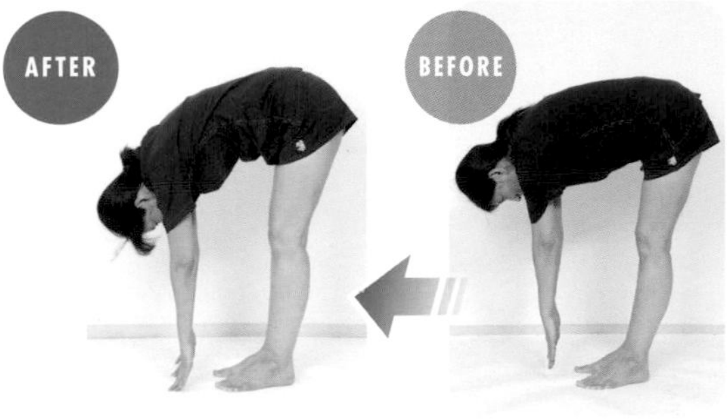

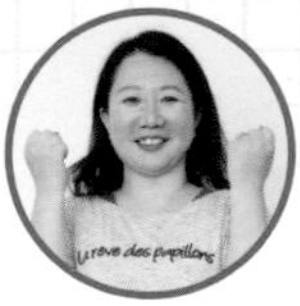

我感覺自己不但瘦下來，也變健康了。雖然只有做這套按摩，但卻沒有復胖，因此之後我也打算每天持續下去。

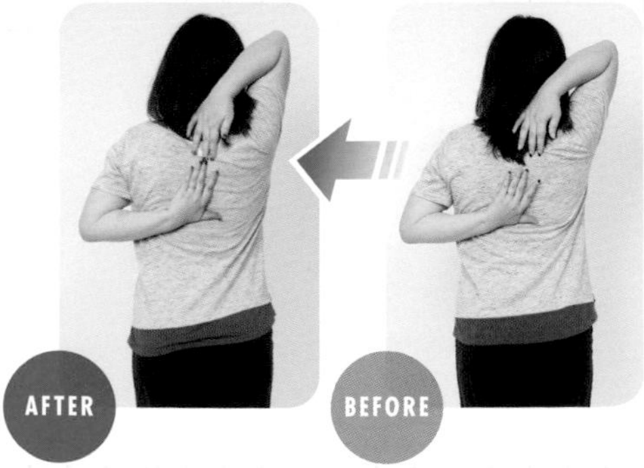

REPORT

如何閱讀本書

→ 用手摩擦的方向。

→ 身體傾斜的方向等。

····> 另一側的手的動作。

表示用手加壓的部位。

● 摩擦肌膚的起點。

雙手 ⋮ 5 秒 為產生效果所需要的次數、時間。

說明刺激的部位

這個欄位會解說要刺激何處的肌肉以及淋巴流向。舒緩深層淋巴結時，一面做一面想著這些部位，做起來會更有效。

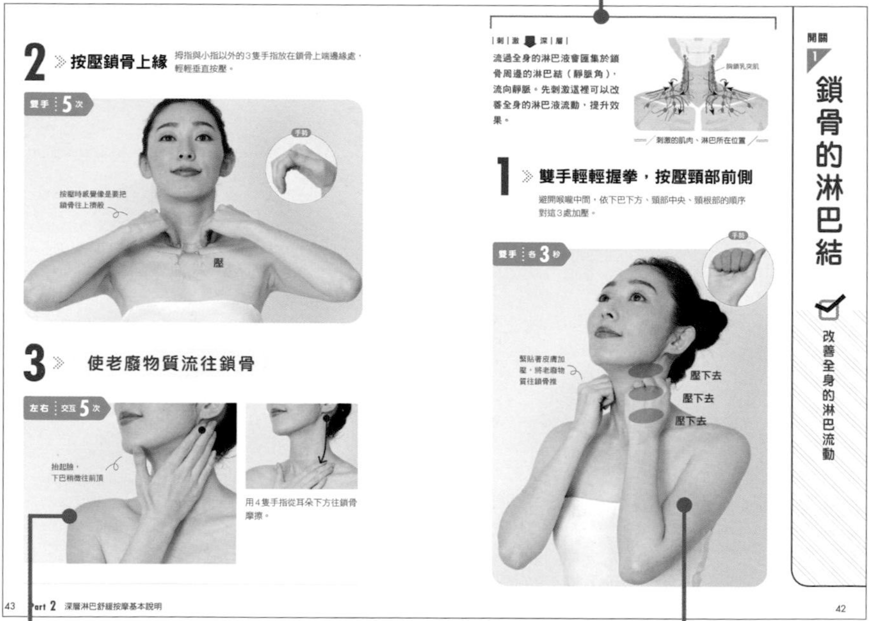

開關 1

鎖骨的淋巴結

改善全身的淋巴流動

|刺|激|深|層|

流過全身的淋巴液會匯集於鎖骨周邊的淋巴結（靜脈角），流向靜脈。先刺激這裡可以改善全身的淋巴液流動，提升效果。

胸鎖乳突肌

刺激的肌肉、淋巴所在位置

1 ≫ 雙手輕輕握拳，按壓頸部前側

避開喉嚨中間，依下巴下方、頸部中央、頸根部的順序對這3處加壓。

雙手 ⋮ 各 3 秒

手勢

緊貼著皮膚加壓，將老廢物質往鎖骨推

壓下去

壓下去

壓下去

42

2 ≫ 按壓鎖骨上緣 拇指與小指以外的3隻手指放在鎖骨上端邊緣處，輕輕垂直按壓。

雙手 ⋮ 5 次

手勢

按壓時感覺像是要把鎖骨往上擠般

壓

3 ≫ 使老廢物質流往鎖骨

左右 ⋮ 交互 5 次

抬起臉，下巴稍微往前頂

用4隻手指從耳朵下方往鎖骨摩擦。

43 Part 2 深層淋巴舒緩按摩基本說明

流動

舒緩深層淋巴結的最後一步，是摩擦肌膚，讓老廢物質流動（→P23）。舒緩深層淋巴結可令老廢物質進到淋巴液，摩擦則會引導老廢物質流往出口。

深層淋巴結舒緩的流程

這邊會介紹按摩的步驟。深層淋巴結舒緩和按壓穴道不同，不需要精準按在某個點上。只要參考骨骼的位置等加以按壓、活動身體即可。

PART 2

舒緩深層淋巴結，
打造易瘦體質！

深層淋巴舒緩按摩基本說明

接下來就要帶大家實際進行深層淋巴舒緩按摩了。
首先從最基本的部分介紹起，也就是全身的深層淋巴結舒緩。
此外還會教你確認全身的9處「瘦身開關」位在哪裡。

2個動作就能確認 你的淋巴有沒有塞住！

淋巴的流動如果停滯不前，周圍的肌肉及關節就會變得僵硬、不好活動。先了解自己目前的狀況，然後與進行深層淋巴結舒緩後做比較，相信會對效果更有感。

淋巴塞住了！

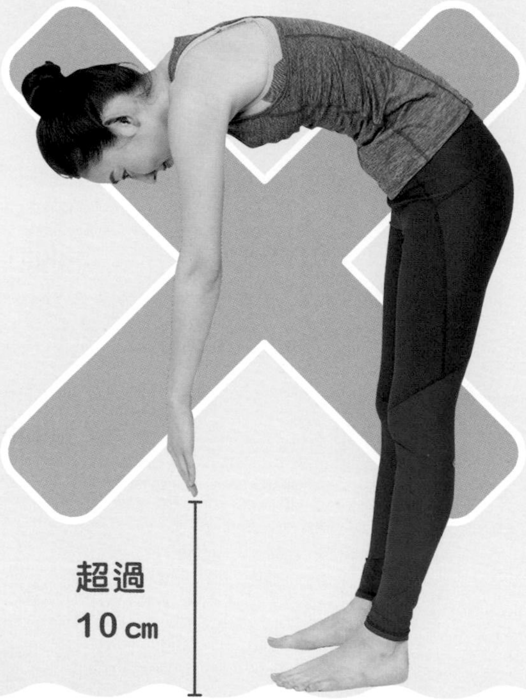
超過
10㎝

前屈

確認手與地板間的距離

流動順暢！

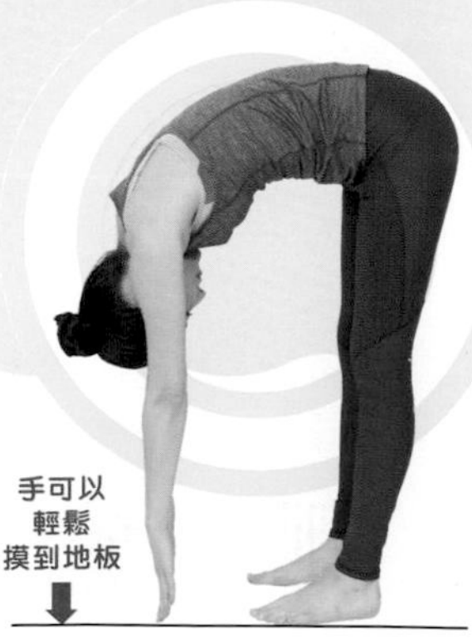
手可以
輕鬆
摸到地板

CHECK POINT

站著往前彎腰摸地板，如果手離地板還有10㎝以上的距離就無法再彎下去的話，代表腋下（→P46）、腹部（→P50）、大腿根部（→P54）的淋巴塞得相當嚴重。

淋巴塞住了

雙手在背後互觸

雙手在背後互觸

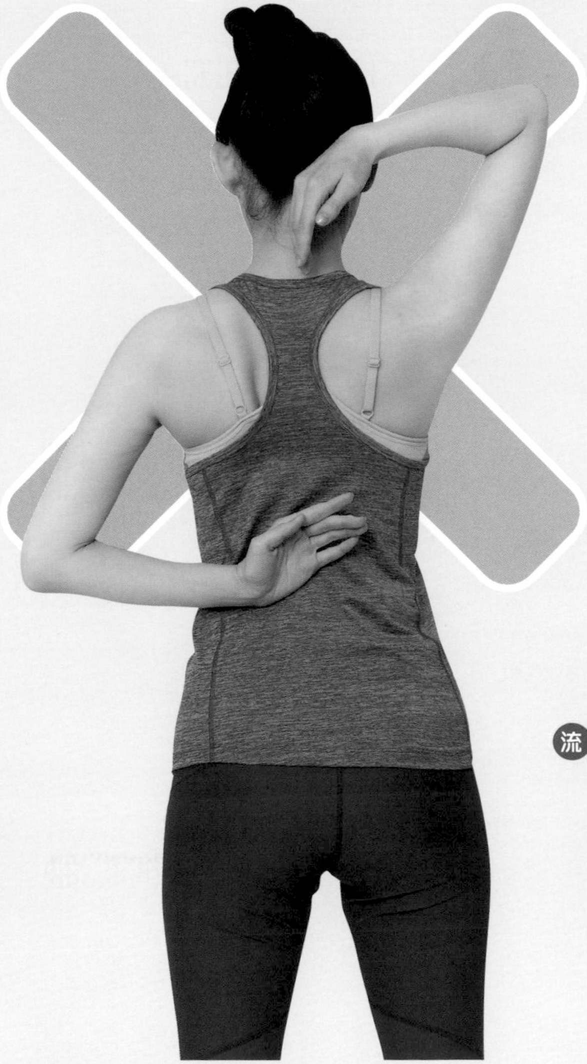

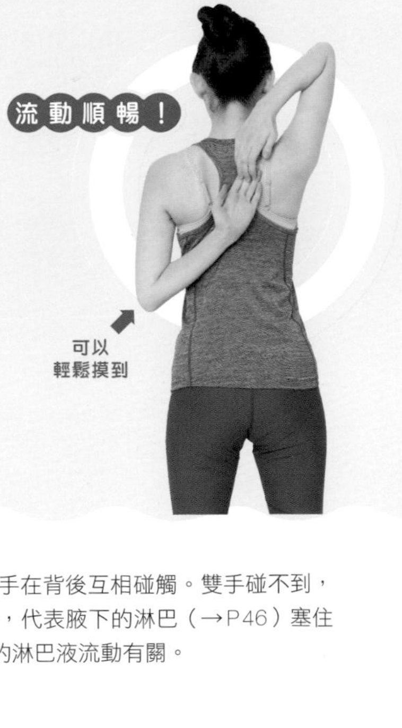

CHECK POINT

一手從上方，另一手從下方往背後繞，雙手在背後互相碰觸。雙手碰不到，或只有其中一隻手可以摸到另一隻手的話，代表腋下的淋巴（→P46）塞住了。這個部位與胸部、背部、腋下、肩膀的淋巴液流動有關。

按壓確認
老廢物質的阻塞處！

以下 4 個地方是體內特別容易堆積老廢物質的部位，你可以試著按壓或捏捏看，若會感覺到痛，就代表流動不佳、塞住了。快來確認一下哪裡會覺得痛吧。

將四指放在上腹部中央凹陷處的兩側，手指貼著肋骨下緣。一面吐氣，上半身一面往前傾。因為壓力等因素而處在緊繃狀態的人會感到疼痛。

橫膈膜的淋巴結

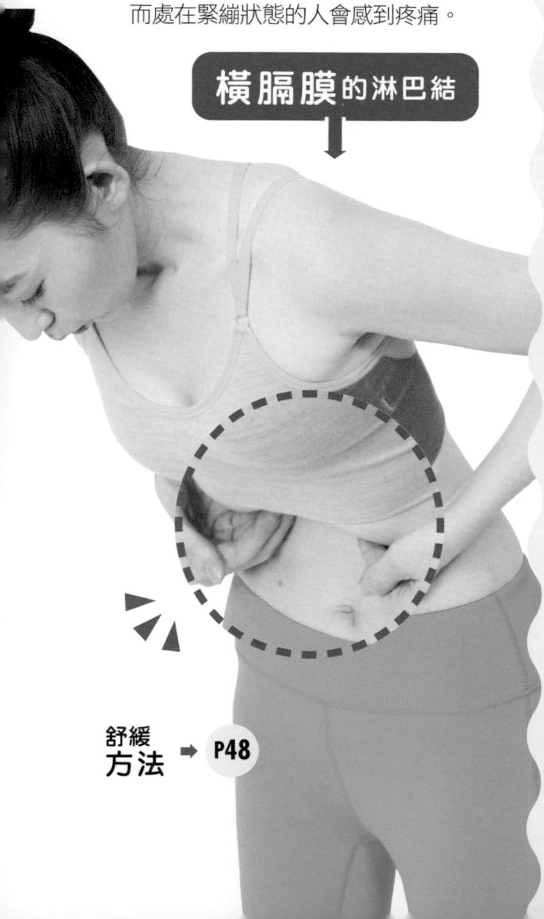

舒緩方法 ➡ P48

舒緩方法 ➡ P46

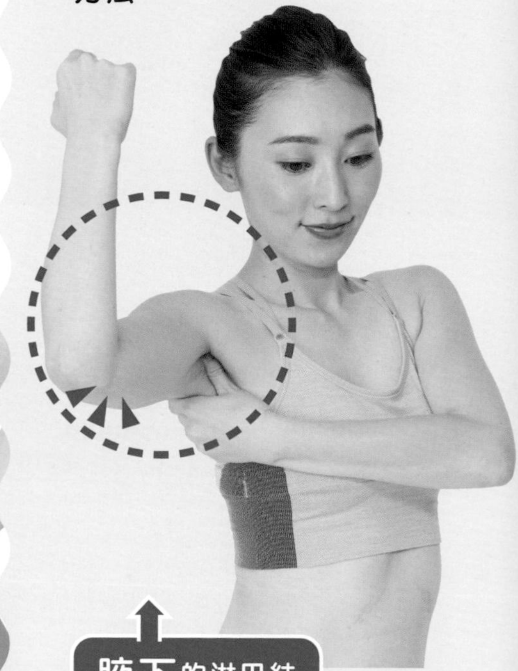

腋下的淋巴結

大拇指按進腋下內側的深處，其餘四指捏住腋下外側。會感到痛的人通常不容易將手臂抬高，或有頸部、肩膀痠痛的困擾。

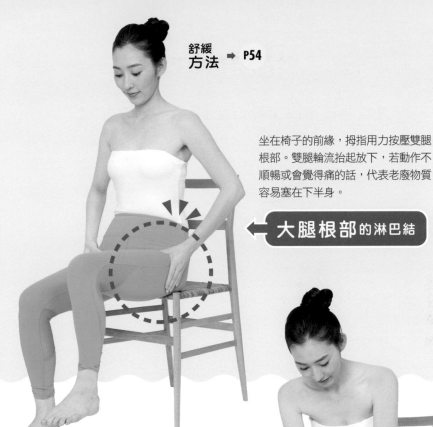

舒緩方法 ➡ P54

坐在椅子的前緣，拇指用力按壓雙腿根部。雙腿輪流抬起放下，若動作不順暢或會覺得痛的話，代表老廢物質容易塞在下半身。

大腿根部的淋巴結

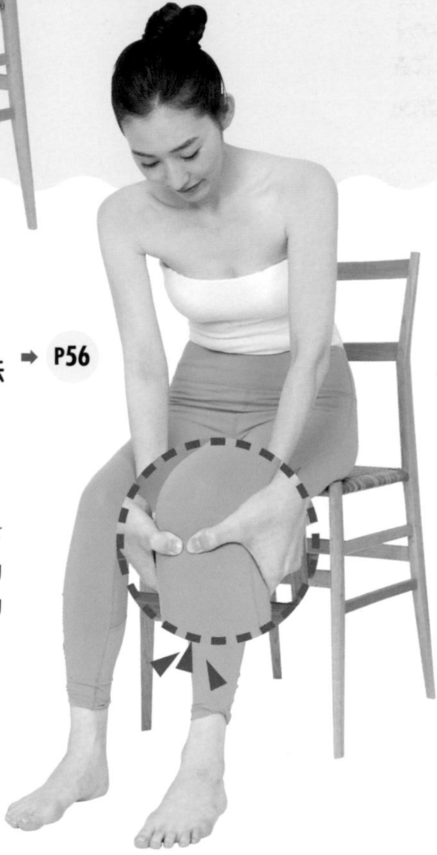

舒緩方法 ➡ P56

膝蓋後方的淋巴結

坐在椅子的前緣，拇指放在膝蓋骨下半部，其餘四指用力按壓膝蓋後方的肌肉。腿容易水腫、覺得雙腿沉重的人會感覺到痛。

開始動手舒緩深層淋巴結

接下來會介紹有效舒緩深層淋巴結的步驟。「瘦身開關」總共有9個，按照以下的流程來做，就能順利排出老廢物質，迅速感覺到自己身體的變化。

第一個要舒緩的是**「開關1　鎖骨的淋巴結」**。這個地方離心臟最近，是全身淋巴的通道。只要舒緩了這裡，就能有效進行按摩。接下來則是打開編號2～9的瘦身開關。從靠近心臟的上半身依序往下半身清除阻塞，可以讓淋巴的流動順暢無阻。

深層淋巴結舒緩從上半身做起　START

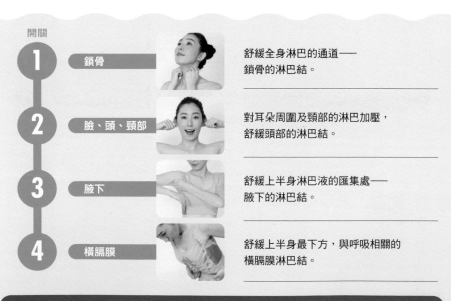

開關

1 鎖骨

舒緩全身淋巴的通道——鎖骨的淋巴結。

2 臉、頭、頸部

對耳朵周圍及頸部的淋巴加壓，舒緩頭部的淋巴結。

3 腋下

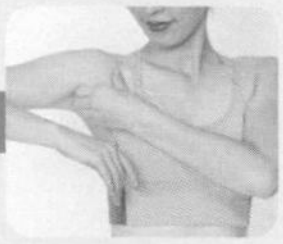

舒緩上半身淋巴液的匯集處——腋下的淋巴結。

4 橫膈膜

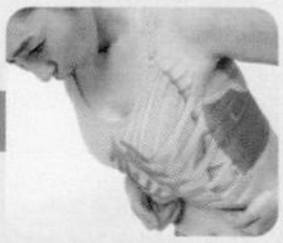

舒緩上半身最下方，與呼吸相關的橫膈膜淋巴結。

以上便完成了上半身的淋巴結舒緩♪　大家不妨用P34起介紹的方式確認身體的變化。

接著 舒緩下半身的淋巴結

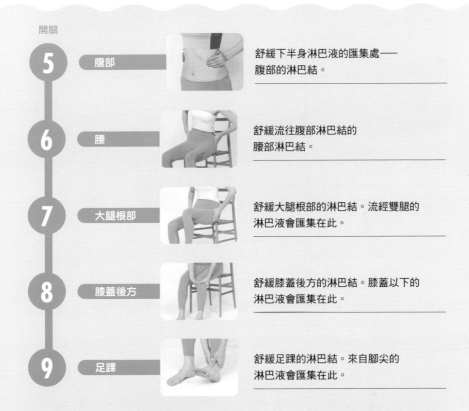

開關

5 腹部

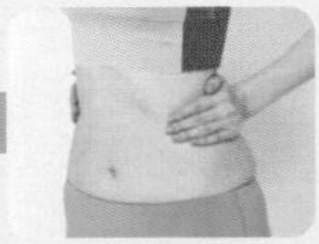

舒緩下半身淋巴液的匯集處——
腹部的淋巴結。

6 腰

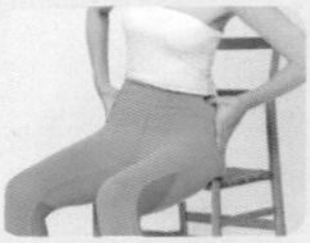

舒緩流往腹部淋巴結的
腰部淋巴結。

7 大腿根部

舒緩大腿根部的淋巴結。流經雙腿的
淋巴液會匯集在此。

8 膝蓋後方

舒緩膝蓋後方的淋巴結。膝蓋以下的
淋巴液會匯集在此。

9 足踝

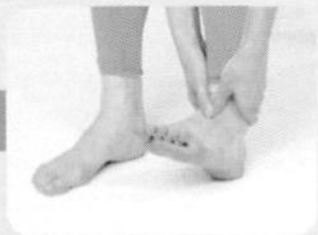

舒緩足踝的淋巴結。來自腳尖的
淋巴液會匯集在此。

這樣子下半身也做完了♪　9個開關都打開了，全身的淋巴處在順暢流動的狀態。

CHECK POINT

淋巴液也會受到血流的動作（脈搏）影響。因此，當身體水分不足，造成血液流動遲滯時，淋巴的流動也會變差，所以大家要記得攝取足夠的水分。此外，淋巴液所回收的體內老廢物質最後會變成汗水及尿液排出體外。建議大家勤加補充水分、上廁所，讓身體更容易排出老廢物質。

進行深層淋巴結舒緩時的注意事項

進行深層淋巴結舒緩前，
請先確認以下建議的按摩強度及次數。

剛開始的頭 2 週

1天2次　輕輕按壓

剛開始舒緩深層淋巴結時，通常淋巴結周圍的肌肉都還很硬。刺激放輕、增加次數會比大力加壓來得好。用有點痛卻又不會不舒服的力道慢慢活動肌肉是最理想的，若覺得劇烈疼痛的話請不要硬撐。建議的時間是洗完澡後，此時淋巴是處在容易流動的狀態。另外，也可以在早上起床覺得身體沉重時，或在睡前做，以消除整天的疲勞。

▼

過了 2 週 以後

1天1次　加強力道

如果覺得沒那麼痛了，就代表肌肉已鬆開，老廢物質也不再阻塞了，這大概需要2週的時間。接下來則可以加強力道，做較大的動作。不過，進行強度較高的運動時會容易累積老廢物質。此時不妨透過1天做2次輕度按摩等方式進行調整。

也可以根據P34介紹的確認方式感受自身的變化，調整每天要做的次數。

這些小撇步可以幫助你持之以恆

我建議大家每天進行舒緩深層淋巴結的按摩。但有時可能會因為太忙而擠不出空檔；或實在太累，只想直接躺上床睡覺。不過，深層淋巴結舒緩有一項特色就是不受時間與地點限制，無論何時何地都可以做。以下就是一些實踐的小撇步。

- 上廁所時可以舒緩大腿根部的淋巴結（→P54）
- 搭電車時可以舒緩橫膈膜的淋巴結（→P63）
- 在浴缸裡可以舒緩腰部的淋巴結（→P52）
- 早上在被窩裡可以舒緩腹部的淋巴結（→P50）
- 洗碗盤時可以做踮腳運動（→P107）

NG 不適合舒緩深層淋巴結的狀況

本書所介紹的深層淋巴結舒緩，目的基本上是幫助健康的人美容美體、改變身體曲線。如果在身體狀況不佳時進行深層淋巴結舒緩，容易使病菌通過淋巴結，跑到全身去。

有下列情形者請勿進行按摩。
如有任何疑慮，請先洽詢醫師。

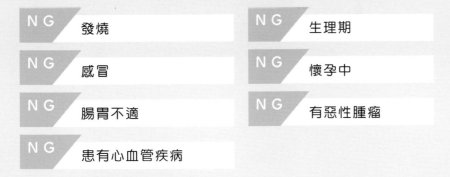

- NG 發燒
- NG 生理期
- NG 感冒
- NG 懷孕中
- NG 腸胃不適
- NG 有惡性腫瘤
- NG 患有心血管疾病

注意事項
- 深層淋巴按摩進行中若感到不適，請立即停止並休息。
- 深層淋巴按摩之功效因人而異。

|刺|激 ⬇ 深|層|

流過全身的淋巴液會匯集於鎖骨周邊的淋巴結（靜脈角），流向靜脈。先刺激這裡可以改善全身的淋巴液流動，提升效果。

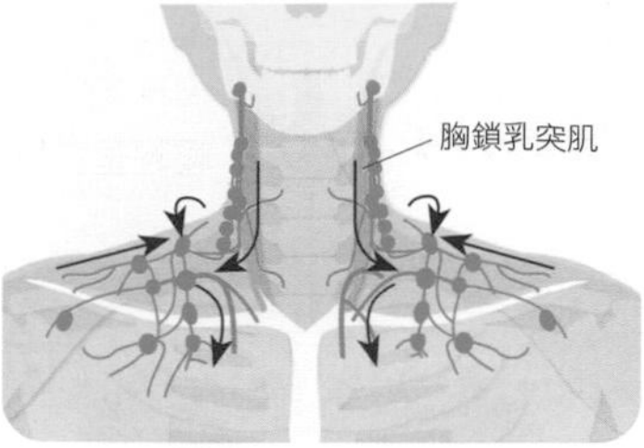

刺激的肌肉、淋巴所在位置

1 雙手輕輕握拳，按壓頸部前側

避開喉嚨中間，依下巴下方、頸部中央、頸根部的順序對這3處加壓。

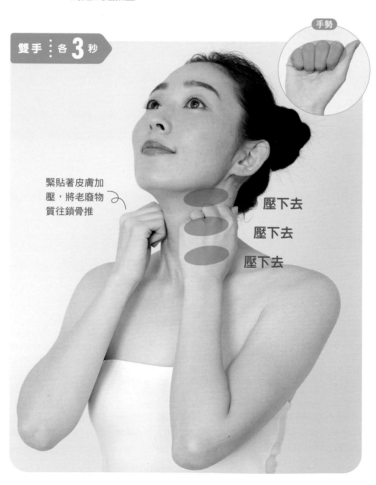

雙手：各3秒

2 按壓鎖骨上緣

拇指與小指以外的3隻手指放在鎖骨上端邊緣處，輕輕垂直按壓。

雙手 5次

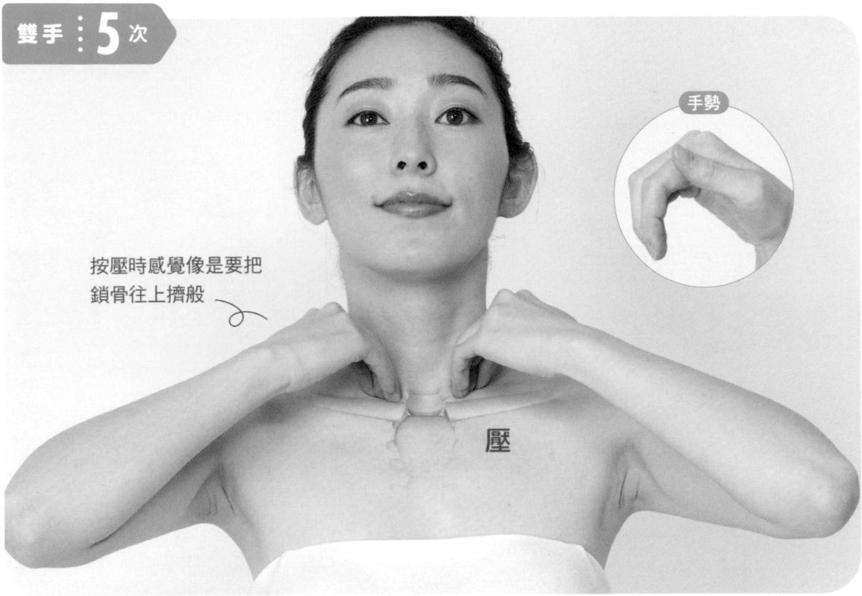

3 使老廢物質流往鎖骨

左右 交互 5次

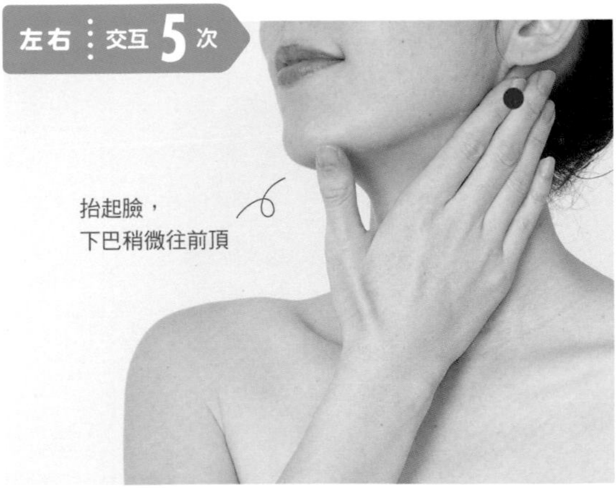

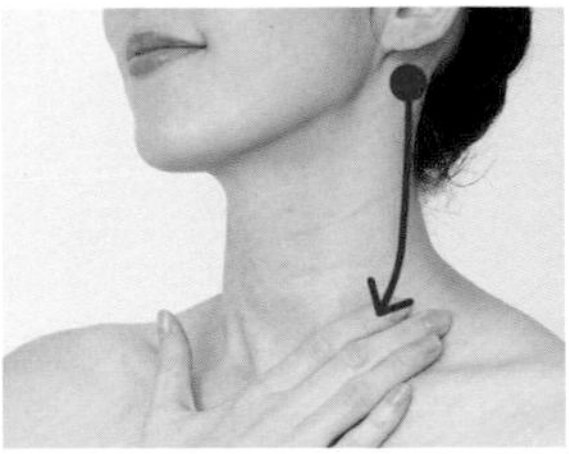

用4隻手指從耳朵下方往鎖骨摩擦。

開關 2
臉、頭、頸部的淋巴結
消除臉部水腫、頭部及頸部痠痛

|刺|激 ⬇ 深|層|

頭部的淋巴液會交匯在位於耳朵周圍及頸部的淋巴結。按壓耳朵周圍、頸部的肌肉可以舒緩深層淋巴結，使停滯的淋巴液流動。

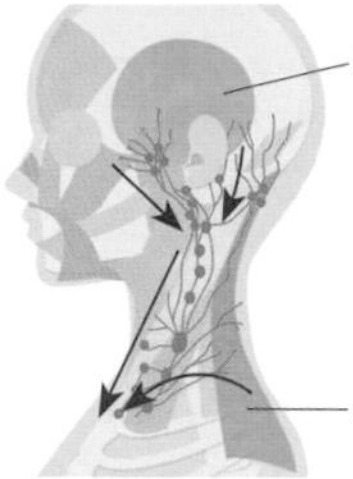

刺激的肌肉、淋巴所在位置

1 一面說「啊—」一面拉扯耳垂

雙手：各3秒

抓住雙耳，張大嘴巴發出聲音，並一面慢慢將耳朵往斜上方、兩側、斜下方拉。

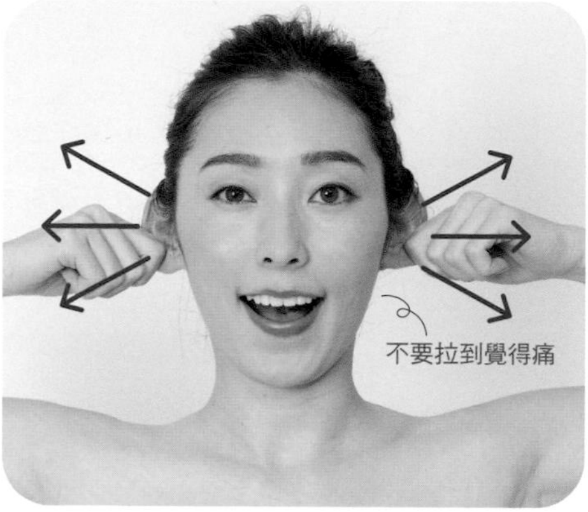

發出聲音可以活動耳朵周圍的肌肉，提升淋巴的流動

2 按壓耳後

雙手：各3秒

稍微低頭，4指的指尖按在耳朵後方的骨頭上，按壓耳朵上方至耳垂等3個部位。

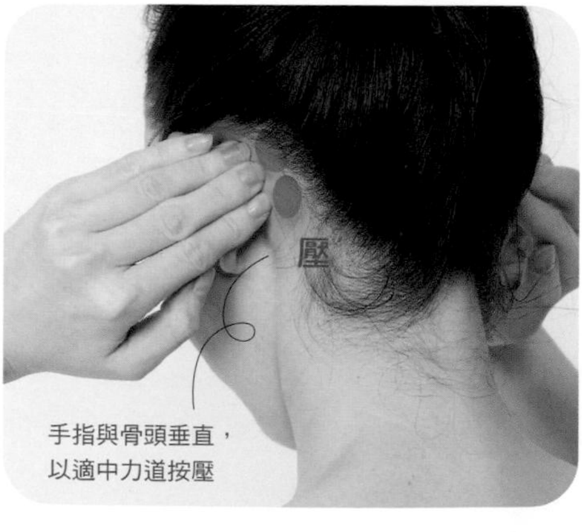

3 手指放在後頸，頭側倒下來

以4隻手指按住後頸的3處。頭側倒下來，像是用指尖將頭托住。

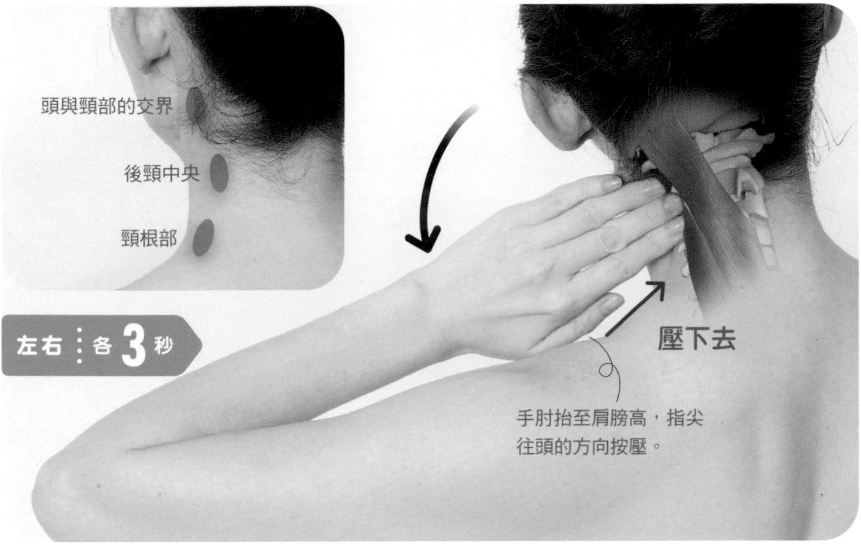

4 使老廢物質流往鎖骨

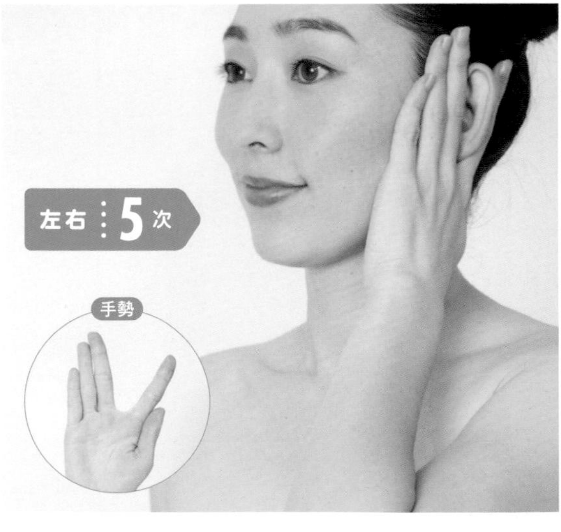

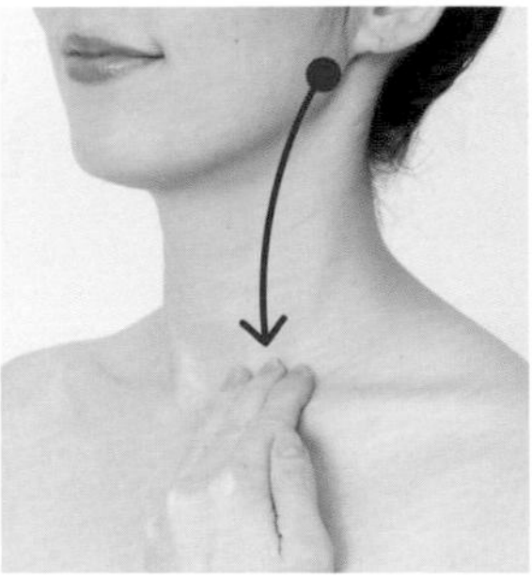

將耳朵夾在食指與中指間，手掌順著頸部前側往下摩擦，直到鎖骨。

| 刺 | 激 ⬇ 深 | 層 |

在上半身流動的淋巴液會匯集於腋下的淋巴結。對腋下的肌肉加壓，可以舒緩深層淋巴結，讓上半身的淋巴液更容易流動。

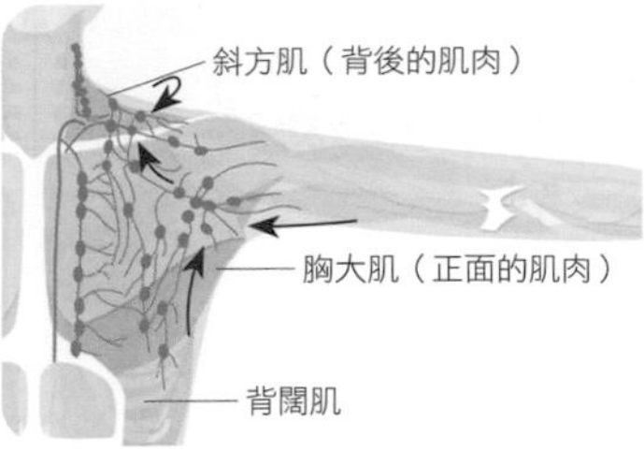

刺激的肌肉、淋巴所在位置

1 捏住腋下內側，轉動手臂

左右 各 5 次

4隻手指伸進腋下，捏住腋下內側，從肩膀往內轉動手臂，接著再向外轉。

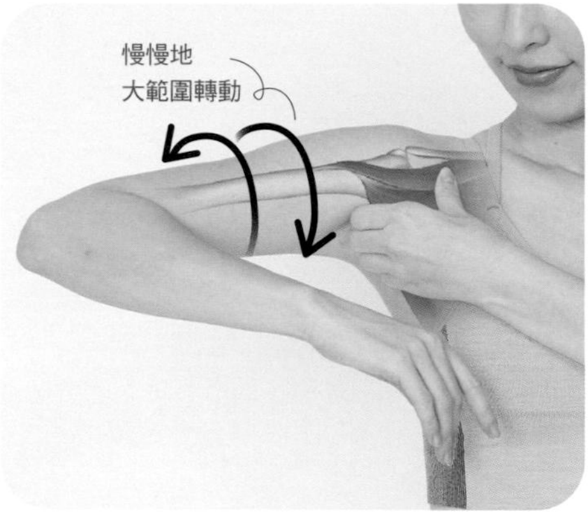

2 捏住腋下外側，轉動手臂

左右 各 5 次

大拇指伸進腋下，其餘手指捏住腋下外側，從肩膀往內轉動手臂，接著再向外轉。

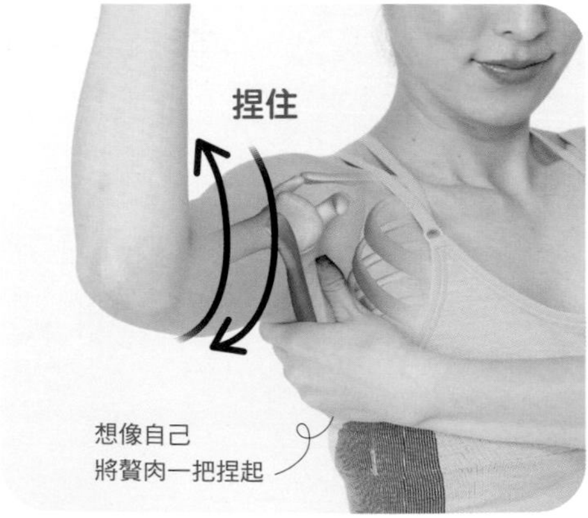

3 抓住肩膀轉動手臂

左右：各5次

抓住肩膀上方，從肩膀往內轉動手臂，接著再向外轉。肩膀往身體內側收會比較好抓。

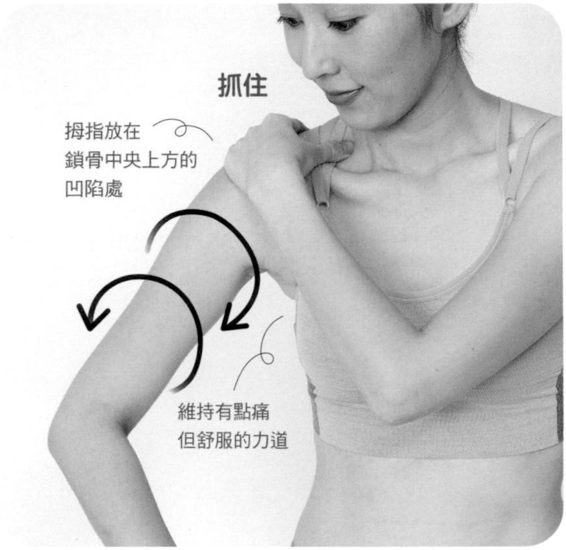
抓住
拇指放在
鎖骨中央上方的
凹陷處
維持有點痛
但舒服的力道

4 使老廢物質流往腋下與鎖骨

左右：各1次

用整個手掌從鎖骨往腋下、背部往腋下凹陷處、肩膀往鎖骨摩擦。

1

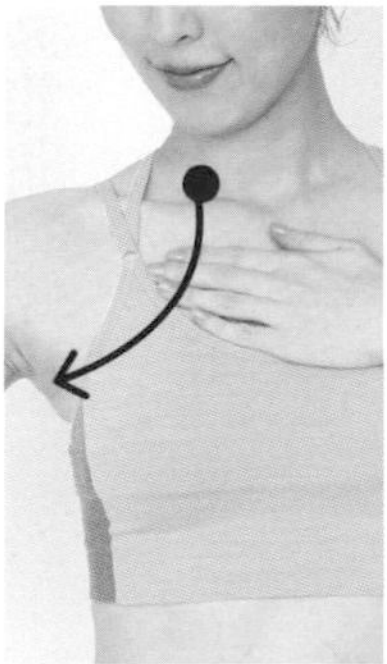

2

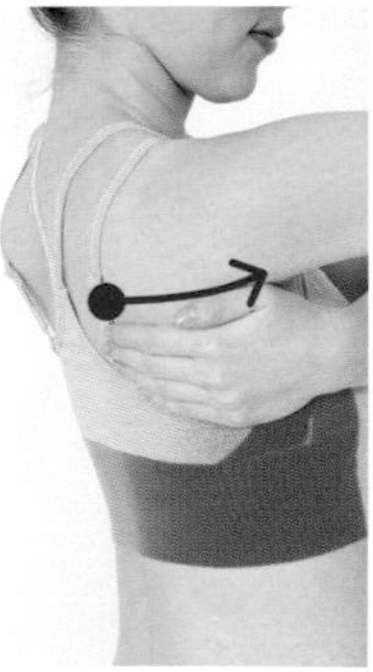

3

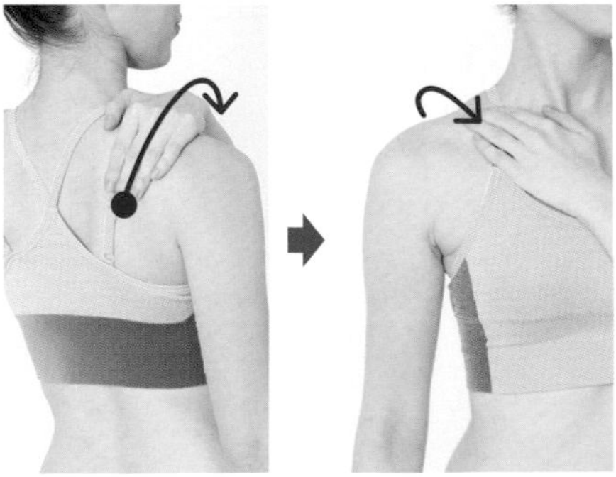

開關
4
橫膈膜的淋巴結
使呼吸深長，提升代謝、減輕壓力

|刺|激 ⬇ 深|層|

在活動上半身的同時刺激橫膈膜，藉此舒緩橫膈膜深層的淋巴結。這樣能使呼吸變得深長、提升代謝，並維持自律神經的良好運作。

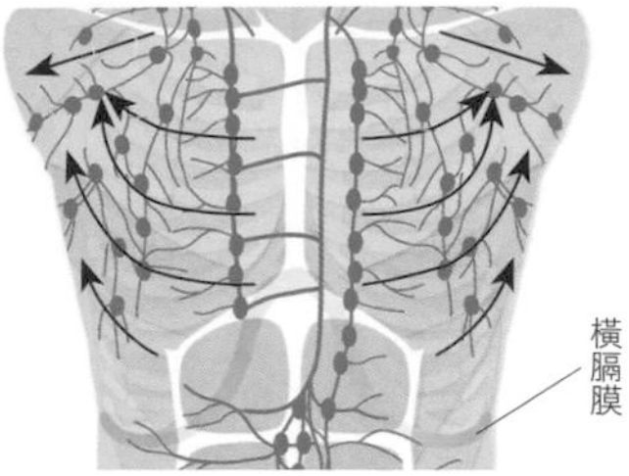

刺激的肌肉、淋巴所在位置

1 手指放在肋骨下方，吸氣

兩手的4隻手指放在上腹部中央凹陷處兩側的肋骨下方，吸氣讓肚子鼓起來。

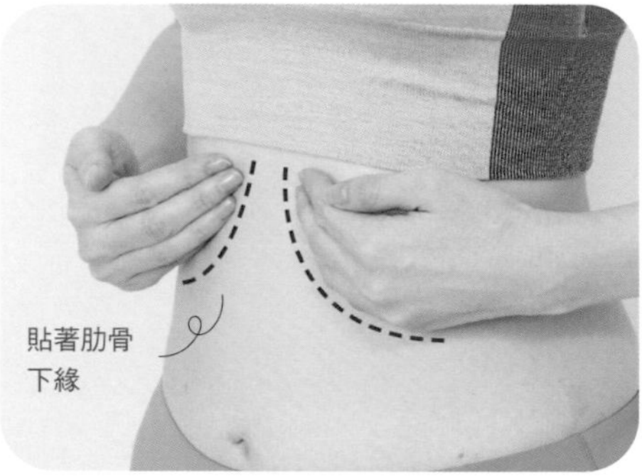

2 吐氣的同時，身體45度往前傾

雙手 各3秒

一面縮起肚子，手指一面往肋骨下方按壓進去，用3秒鐘的時間吐氣，同時將身體往前傾。沿著肋骨下緣在中央至側腹部的3處重複步驟**1**、**2**。

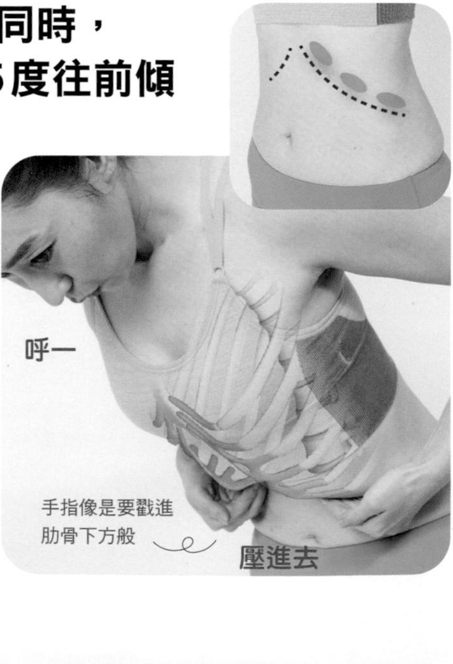

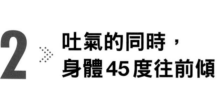

3 手指戳進側腹部，左右搖晃身體

左右｜交互 5 次

4隻手指沿肋骨戳進側腹部，一面吐氣一面左右搖晃身體，把身體的重量放到手指上。

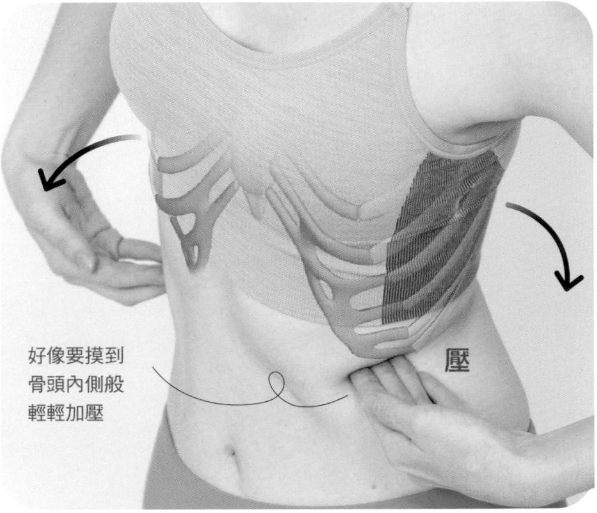

好像要摸到
骨頭內側般
輕輕加壓
壓

4 使老廢物質流往側腹部與腋下

左右｜各 5 次

整個手掌沿肋骨從上腹部中央凹陷處往側腹部、側腹部往腋下凹陷處摩擦。

1

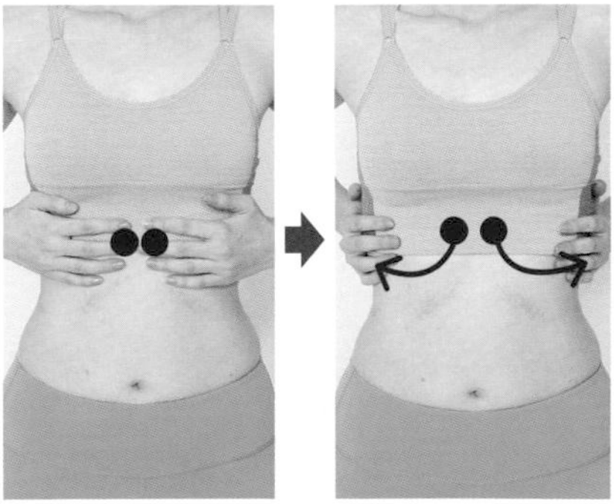

2

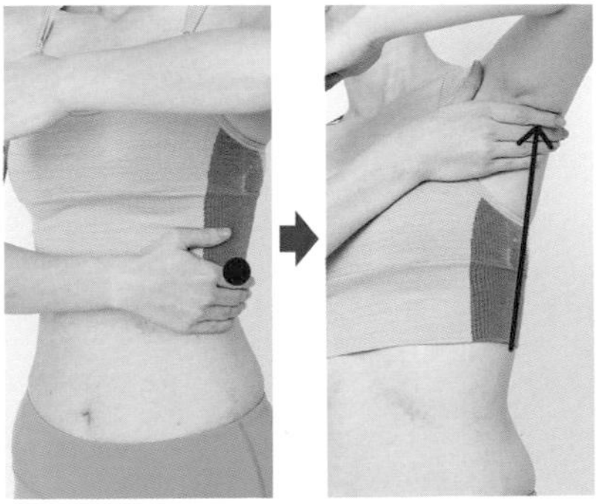

開關 5
腹部的淋巴結
促進脂肪代謝，打造易瘦體質

| 刺 | 激 ⬇ 深 | 層 |

來自腰部的淋巴液與腸子吸收的脂肪都會被送到腹部。刺激腹部舒緩腸子的淋巴結，能防止身體累積脂肪。

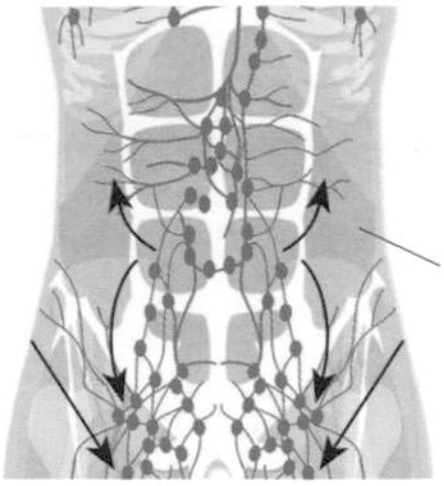

刺激的肌肉、淋巴所在位置

1 吸氣、屏住呼吸，按壓肚臍

雙手 3秒

雙手放在肚臍上。吸氣，盡可能讓肚子鼓起來，然後屏住呼吸，對肚子加壓3秒。

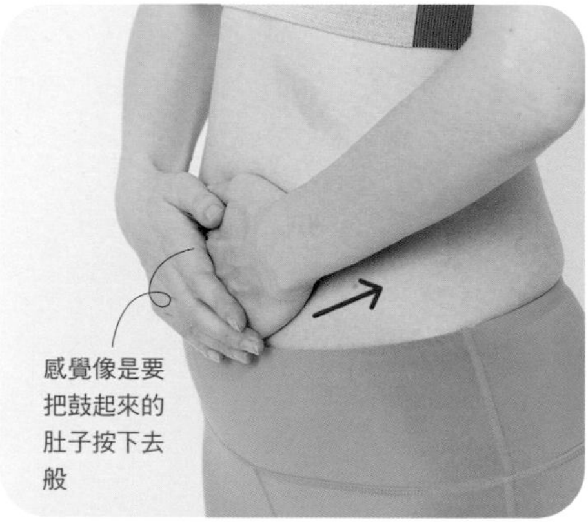

2 邊吐氣邊按壓肚臍，身體往前傾

雙手 3秒

吐氣的同時以雙手按壓肚臍，並用3秒鐘的時間將身體前傾。

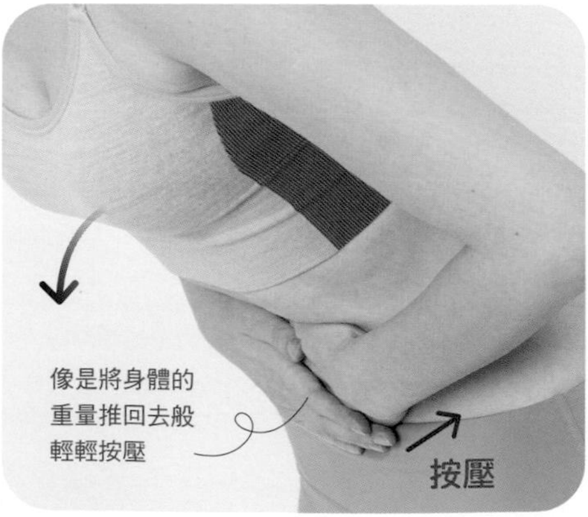

3 一面吸氣，雙手一面按壓側腹部

雙手 3秒

手放在側腹部。吸氣，盡可能讓肚子鼓起來，然後雙手往腹部中央加壓。

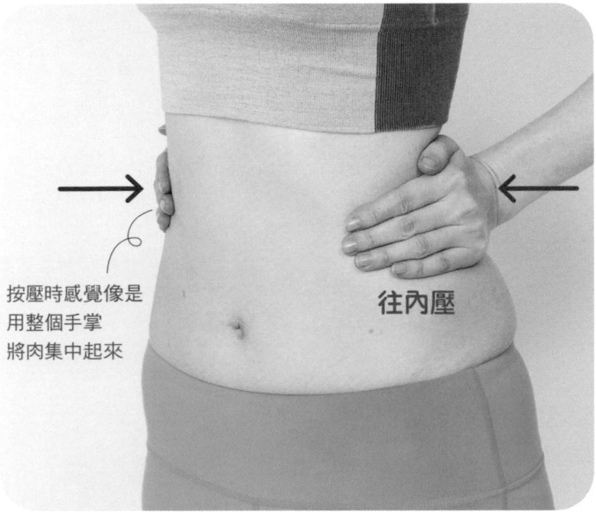
按壓時感覺像是
用整個手掌
將肉集中起來
往內壓

4 使老廢物質流往側腹部、腋下、大腿根部

左右 各5次

從肚臍上方往側腹部稍微上面一點的地方、側腹部往腋下凹陷處、肚臍下方往大腿根部摩擦。

1

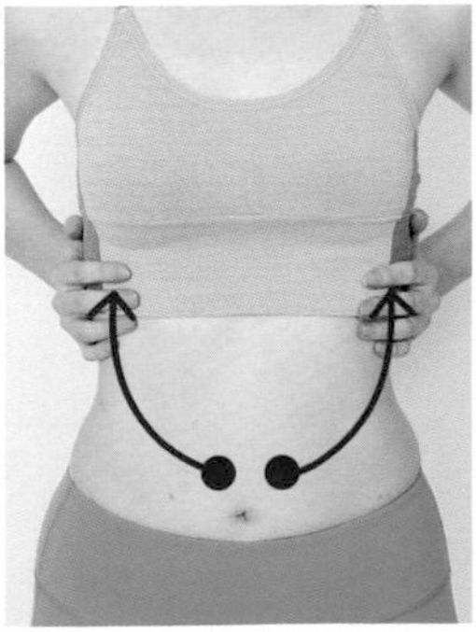

2

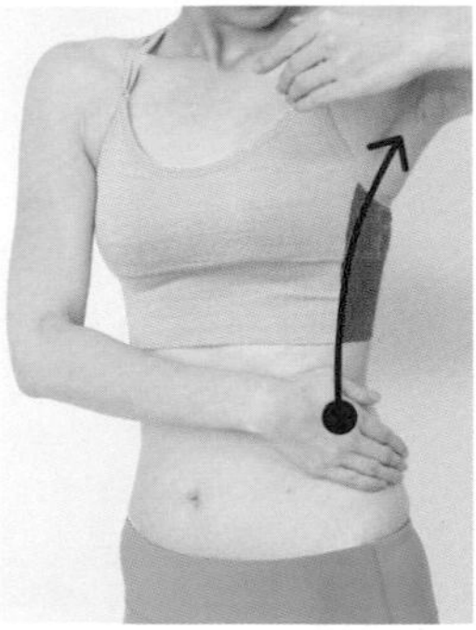

3

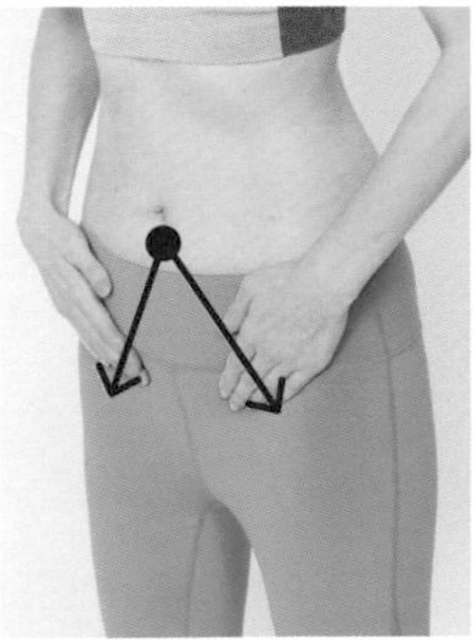

| 刺 | 激 ⬇ 深 | 層 |

刺激腰骨的同時活動腰部周圍的肌肉，藉此舒緩腰部的深層淋巴結。這樣可以排出累積在腰間的老廢物質，令腰部緊實。

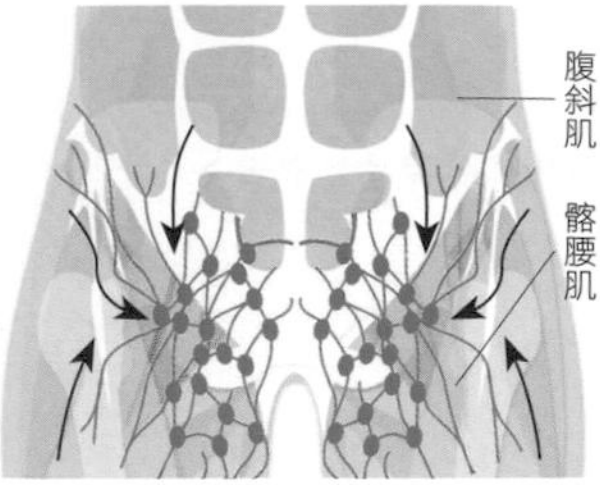
腹斜肌
髂腰肌

刺激的肌肉、淋巴所在位置

坐在椅子上比較容易平衡，手指也比較好出力。

1 按壓腰骨，身體往左右傾斜

雙手拇指抵在左右的腰骨上方，其餘4指抵住腰骨下方。像是用拇指按壓骨頭般施力加壓，同時身體輪流往左右兩邊傾斜。

左右：交互 3 秒 × 3 次

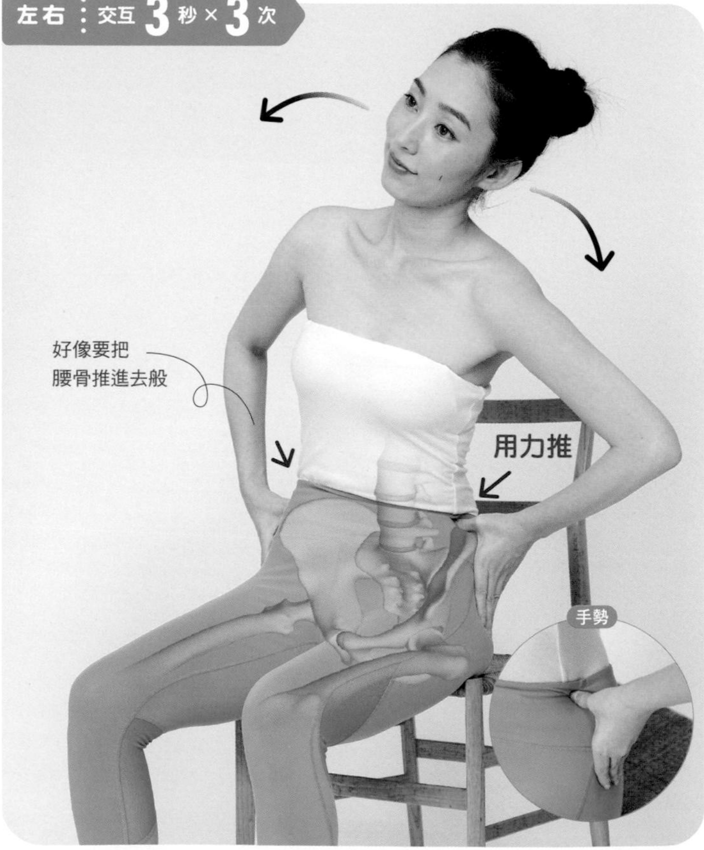
好像要把
腰骨推進去般
用力推
手勢

2 按壓腰骨前緣、大腿根部，身體同時前傾

左右：交互 3 秒 × 3 次

一面用力按壓腰骨前緣、大腿根部這2處，身體一面輪流往左右兩邊傾斜。身體並在此時慢慢向前傾，逐漸加大角度。

《腰骨前緣》

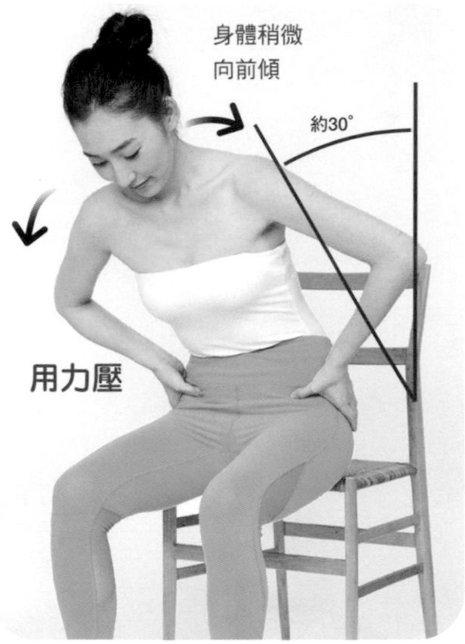
身體稍微
向前傾
約30°
用力壓

《大腿根部》

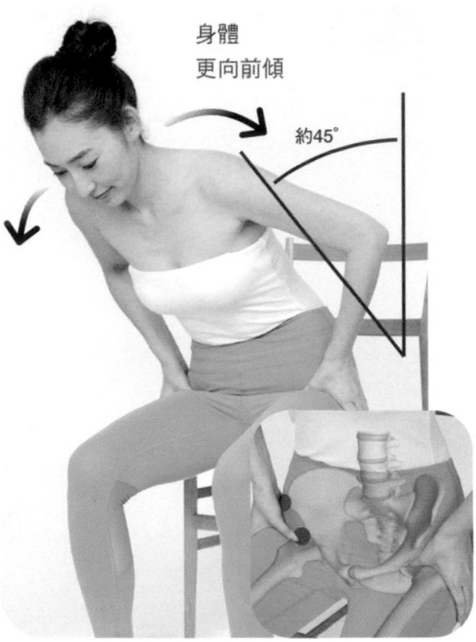
身體
更向前傾
約45°

3 使老廢物質流往大腿根部

手掌抵住左右腰骨一帶，整個手掌往大腿根部方向摩擦。

雙手：5 次

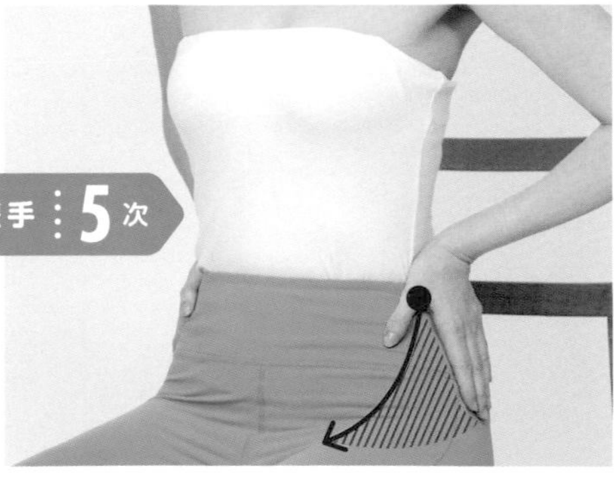

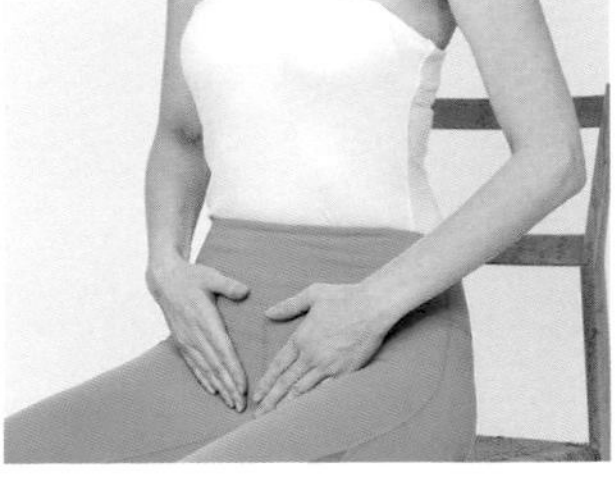

|刺|激 深|層|

在腿部流動的淋巴液都會流往位在大腿根部的鼠蹊淋巴結。抬腿活動肌肉、舒緩深層淋巴結可以消除下半身的水腫。

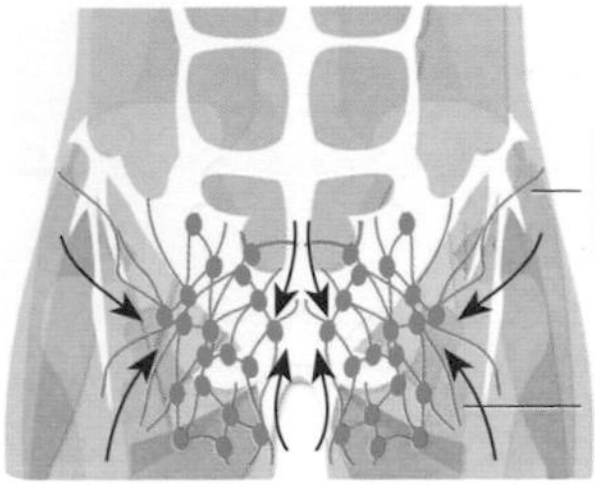

刺激的肌肉、淋巴所在位置

幫助大腿變瘦

1 按壓大腿根部，輪流抬腿

拇指放在大腿根部，雙手像是抓住大腿外側的肌肉般，並以1、2、1、2的節奏輪流抬腿。拇指出力並一面移動，在大腿根部的4處加壓。

從大腿根部的邊邊做起

雙手：各3次

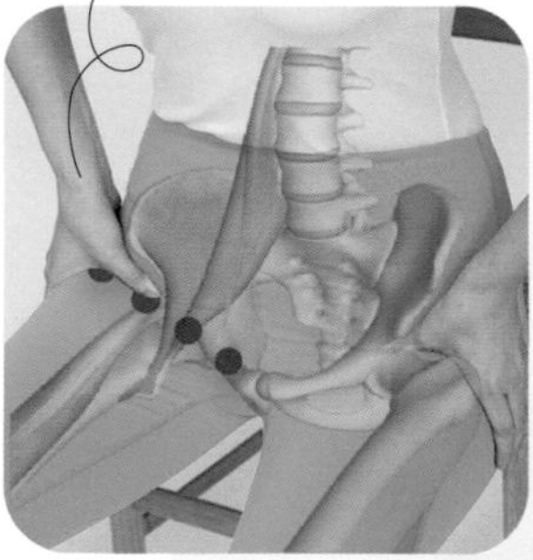

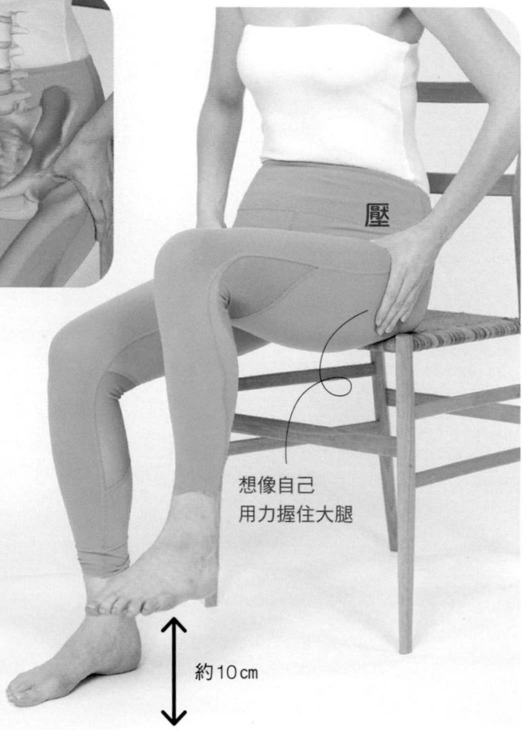

2 使老廢物質流往大腿根部

雙手 5次 雙手放在大腿根部的外側，往中央摩擦。

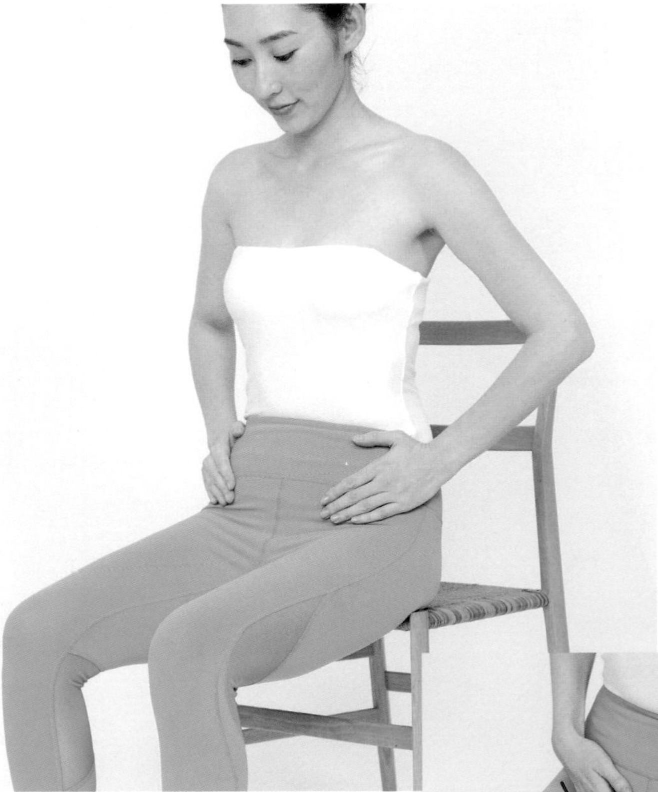

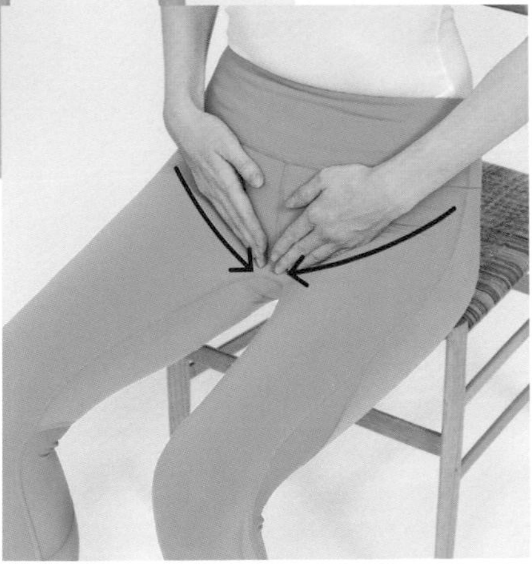

|刺|激 ⬇ 深|層|

膝蓋以下的淋巴液會匯集於膝蓋後方的淋巴結。上半身往前傾，像是從後方將膝蓋提起來般做1的動作刺激深層，有助於排出水分及老廢物質。

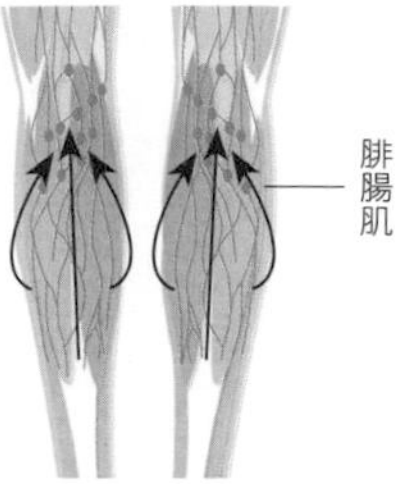
腓腸肌

刺激的肌肉、淋巴所在位置

在椅子上不好做的話可以在地板上做。

1 抓住膝蓋，上半身向前傾

拇指放在膝蓋骨下側，其餘4指按壓膝蓋後方的肌肉。上半身一面稍微向前傾，一面對膝蓋後方加壓。

左右：3秒×3次

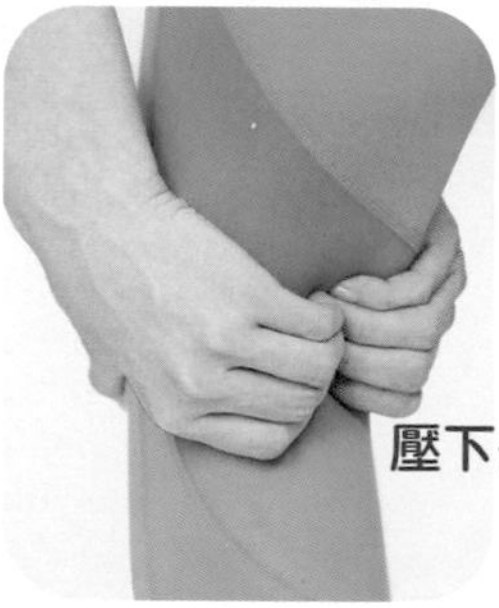
壓下去

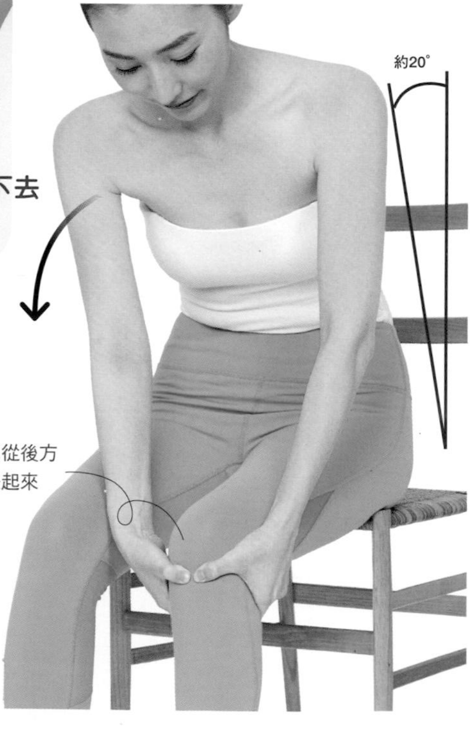
約20°
想像自己從後方
將膝蓋提起來

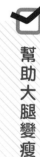

2 》 使老廢物質流往膝蓋後方

左右：各 5 次

用雙手的整個手掌首先從脛骨往膝蓋後方，接著從阿基里斯腱往膝蓋後方摩擦。

1

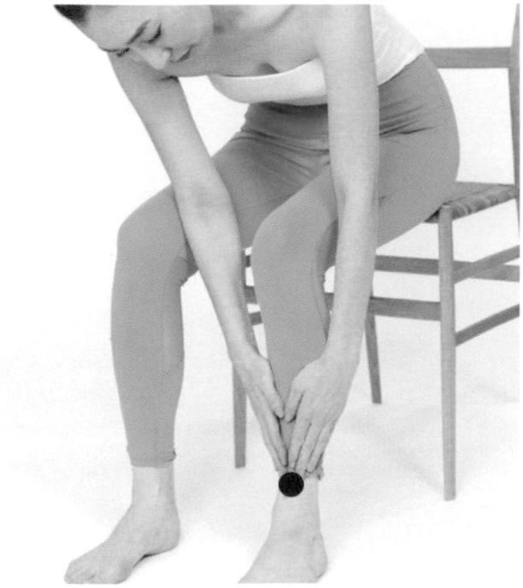

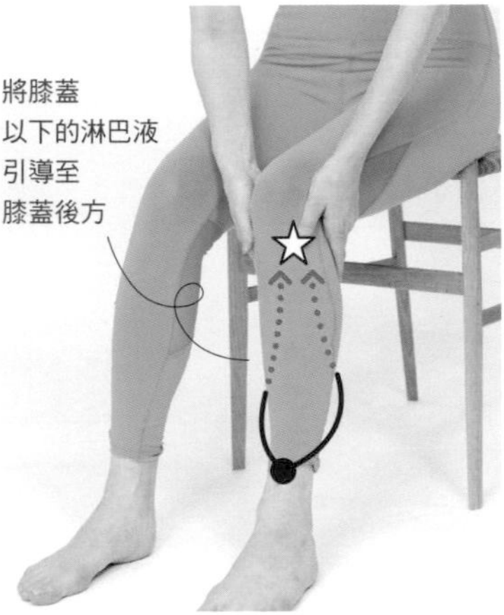
將膝蓋
以下的淋巴液
引導至
膝蓋後方

2

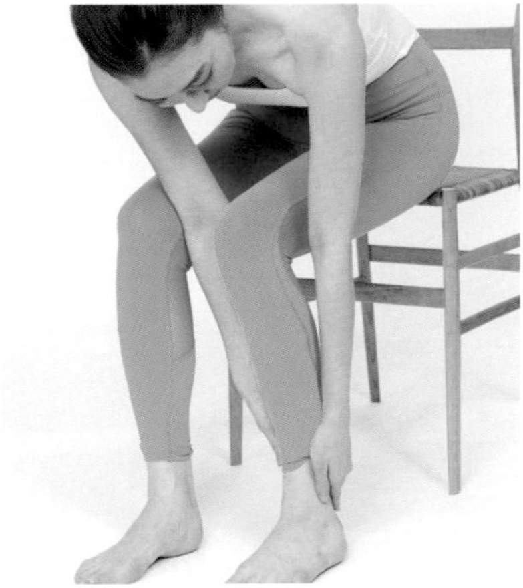

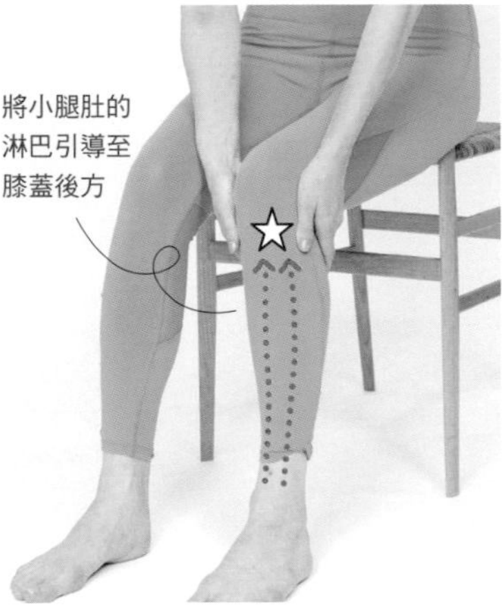
將小腿肚的
淋巴引導至
膝蓋後方

| 刺 | 激 ⬇ 深 | 層 |

足踝的解谿穴下方有深層淋巴管通過，因此邊按壓此處邊活動足踝的肌肉，能使刺激直達深層，消除腳尖至足踝的水腫。

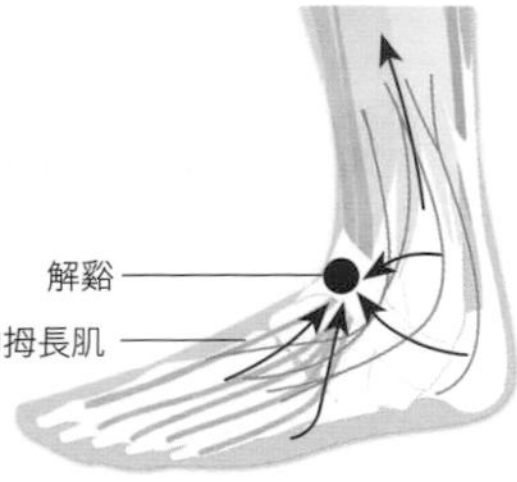
伸拇長肌

刺激的肌肉、淋巴所在位置

1 按住足踝，腳尖做離地與放下的動作

以雙手拇指按壓腳上下擺動時足踝中央的凹陷處，
同時腳尖做抬起約５㎝與放下的動作。

左右：5秒

在椅子上不好做的話可以在地板上做。

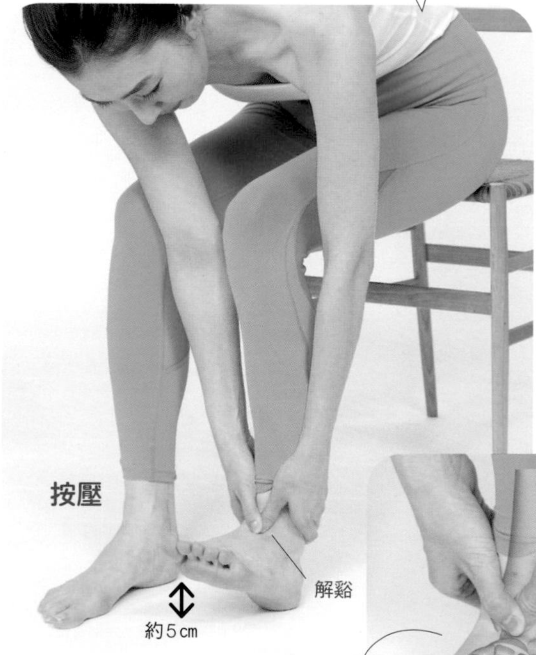

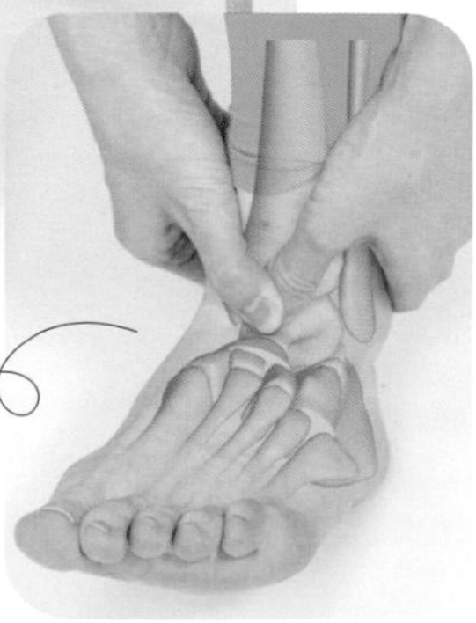
用手指幾乎
要陷下去的
力道按壓

2 使老廢物質流往足踝

左右：各 1 次

雙手分別從腳尖與足踝往解谿穴摩擦，然後左右手交換做同樣的動作。

1

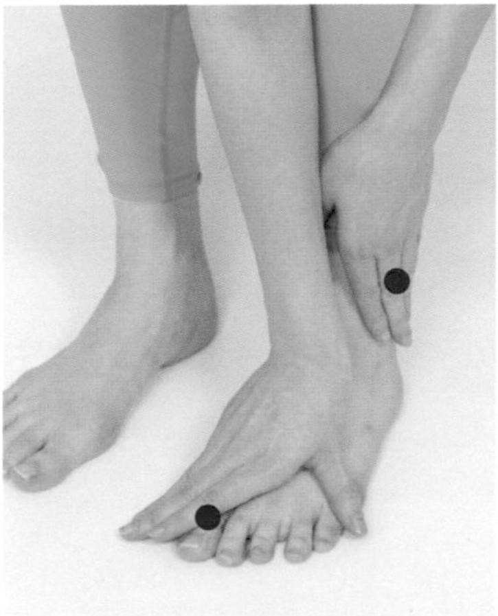

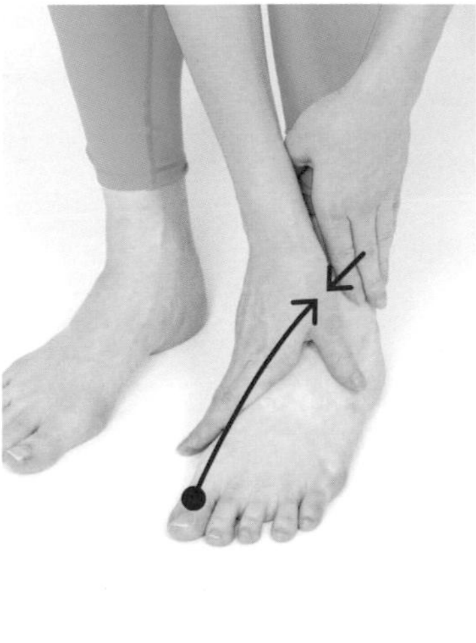

2

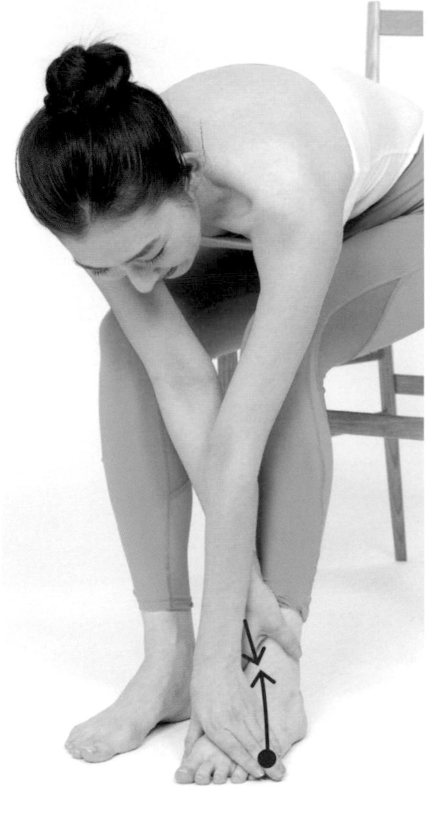

打造老廢物質不阻塞的體質

隨時隨地舒緩深層淋巴結

想打造老廢物質不阻塞的體質，最重要的就是每天舒緩深層淋巴結，但相信每個人都會有太忙或覺得太累而沒辦法做的時候。以下介紹的便是可以利用工作或家事的空檔，只需要一點點時間就能做的深層淋巴結舒緩技巧。

上班時間中 有機會站起身時

舒緩足踝的深層淋巴結

1. 手扶著牆壁，雙腿前後打開。

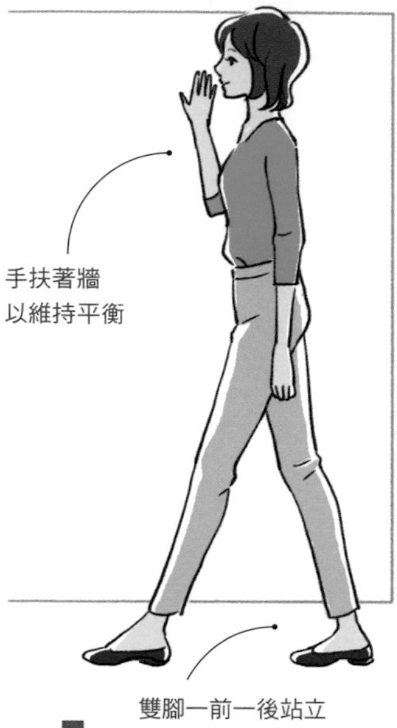
手扶著牆
以維持平衡
雙腳一前一後站立

2. 腳底貼著地板，將重心放到前腳上，伸展阿基里斯腱。

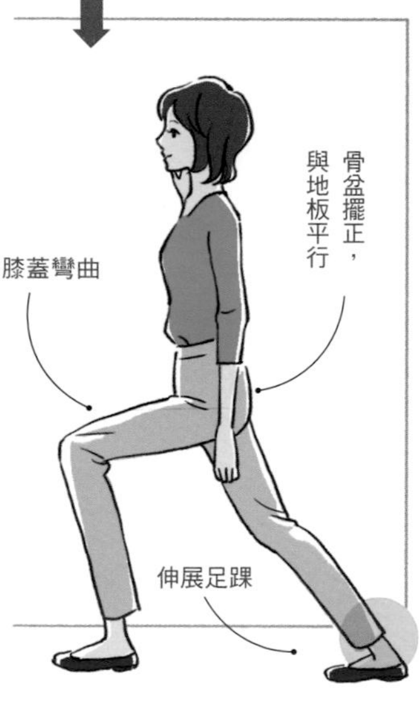
骨盆擺正，
與地板平行
膝蓋彎曲
伸展足踝

這樣做就不會阻塞

長時間坐在辦公桌前的人在上廁所之類起身走動時，最好盡可能舒緩深層淋巴結，一直維持相同的姿勢容易造成淋巴停滯不動。

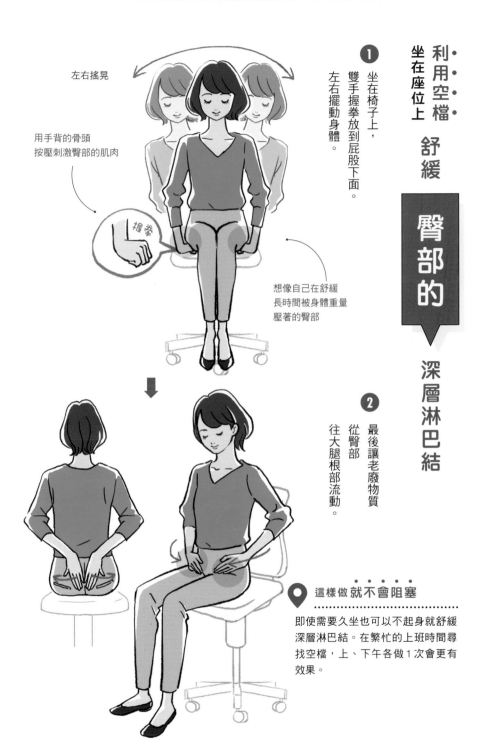

利用空檔 坐在座位上 舒緩臀部的深層淋巴結

1

坐在椅子上，雙手握拳放到屁股下面。左右擺動身體。

2

最後讓老廢物質從臀部往大腿根部流動。

這樣做就不會阻塞

即使需要久坐也可以不起身就舒緩深層淋巴結。在繁忙的上班時間尋找空檔，上、下午各做１次會更有效果。

去茶水間
裝水、泡茶時順便做

舒緩腋下的深層淋巴結

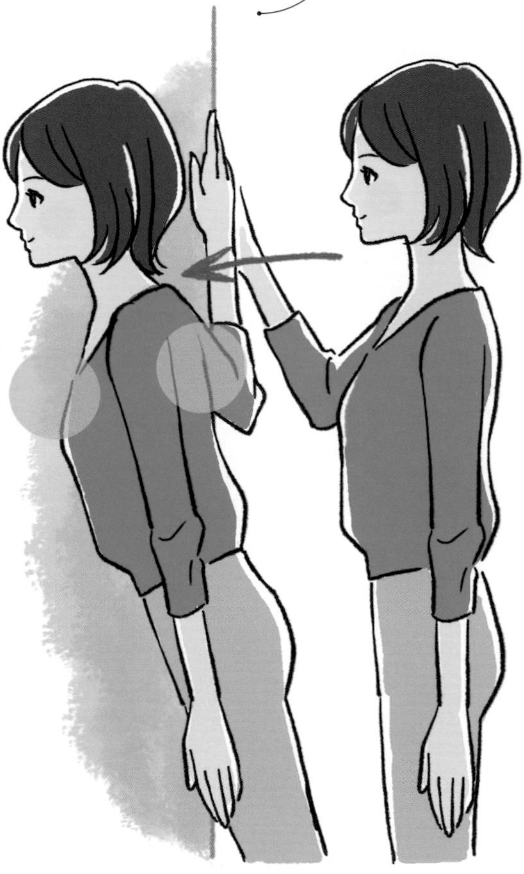
像是用手臂撐住身體般伸展腋下，
肩胛骨往背部中間靠

1 一隻手抓著柱子之類的地方。

2 手臂出力，一面提醒自己伸展腋下、背部、胸部，身體一面往前傾。

這樣做就不會阻塞

由於動作不大，只需要一點空間就可以做。做的時候可以想成在放鬆工作時經常用到的手臂，以及因為維持相同姿勢而僵硬的背部。

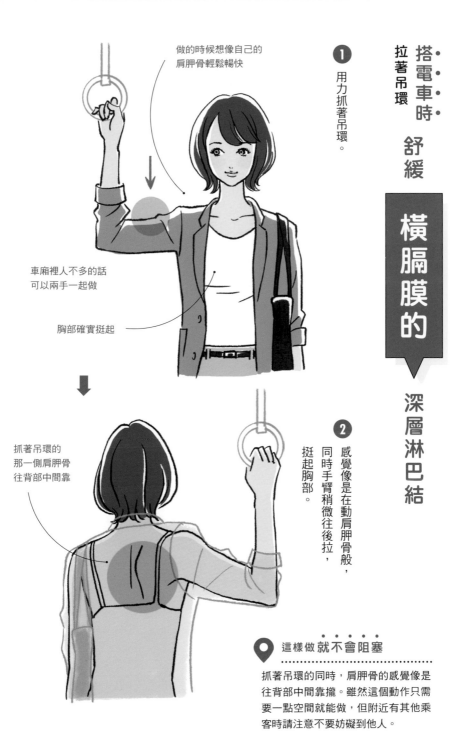

搭電車時拉著吊環 舒緩橫膈膜的深層淋巴結

❶ 用力抓著吊環。

❷ 感覺像是在動肩胛骨般，同時手臂稍微往後拉，挺起胸部。

這樣做就不會阻塞

抓著吊環的同時，肩胛骨的感覺像是往背部中間靠攏。雖然這個動作只需要一點空間就能做，但附近有其他乘客時請注意不要妨礙到他人。

在家裡看電視的時候

舒緩臀部的深層淋巴結

1 身體側躺，在上方的那條腿彎起來。

2 手握拳輕輕敲打臀部側面（大腿根部一帶）。

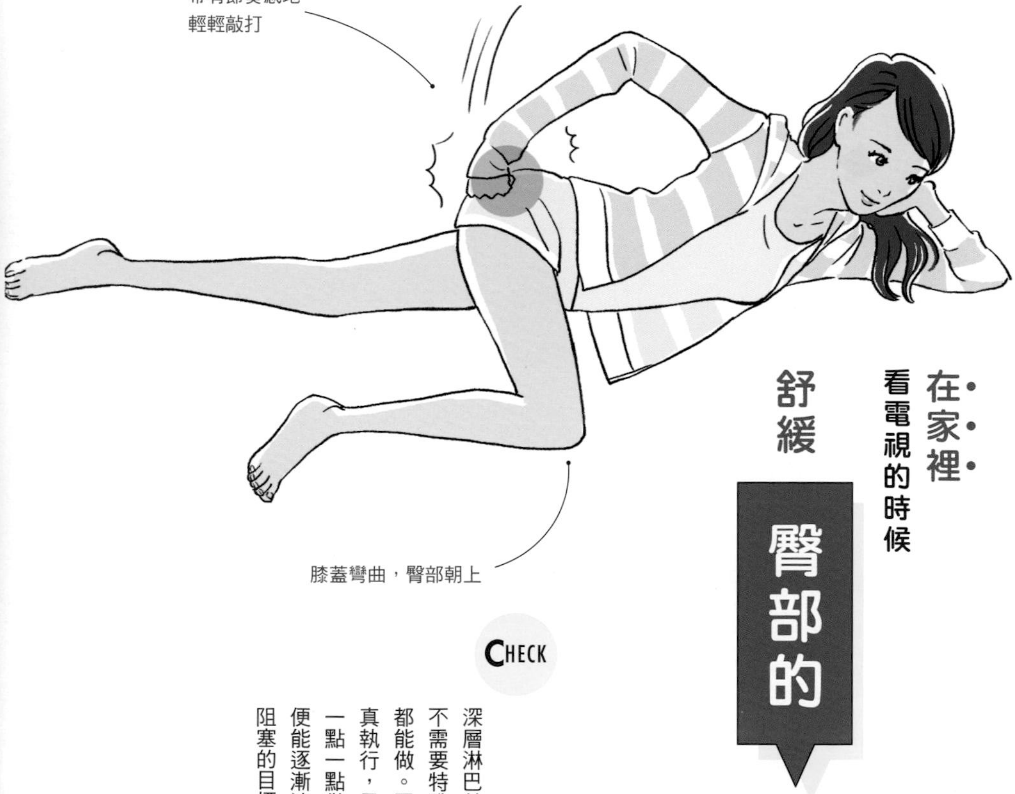

帶有節奏感地
輕輕敲打
膝蓋彎曲，臀部朝上

CHECK

深層淋巴結舒緩的一大特色就是不需要特殊道具，而且隨時隨地都能做。因此不需要繃緊神經認真執行，只要養成把握零碎時間一點一點做的習慣就行了，這樣便能逐漸達成體內沒有老廢物質阻塞的目標。

這樣做就不會阻塞

躺著的時候其實也能舒緩深層淋巴結，有想到的話就不妨做一下。一點一滴累積起來可以幫助你改善淋巴的阻塞。

PART

3

針對令你煩惱的部位
重點出擊！

有助於局部瘦身的深層淋巴結舒緩

這一章介紹的按摩能幫助你瘦下某些特定部位。
希望臉更小一點、希望上臂瘦到能讓自己敢穿無袖上衣、
希望大腿塞得進緊身牛仔褲……等，
本章將針對大多數人最在意的5個部位一次講個清楚。

|刺|激 ⬇ 深|層|

頸部有粗的淋巴管，舒緩鎖骨的深層淋巴結後刺激頸部，能使在臉部流動的淋巴液往鎖骨流，臉也就跟著瘦下來。

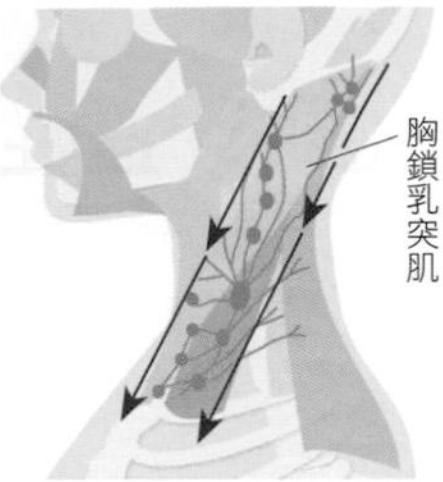

刺激的肌肉、淋巴所在位置

1 舒緩鎖骨的淋巴結

先從P42－43的**1**～**3**做起！

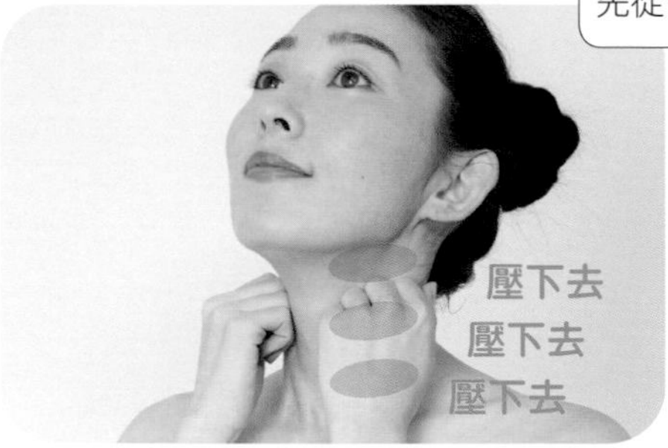

避開喉嚨中間，依序按壓下巴下方、頸部中央、頸根部等3處。

拇指與小指以外的3隻手指放在鎖骨上端邊緣處，輕輕垂直按壓。

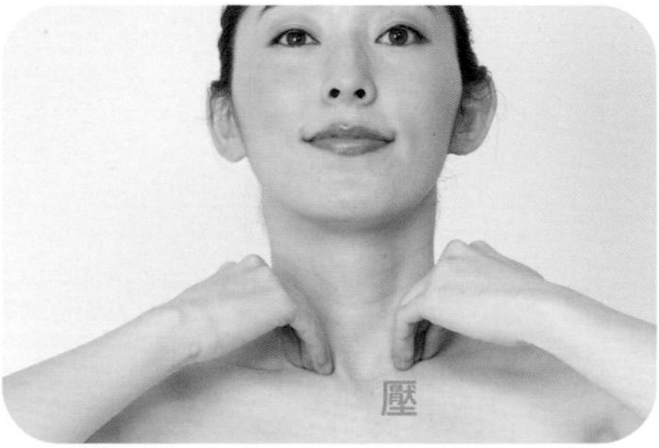

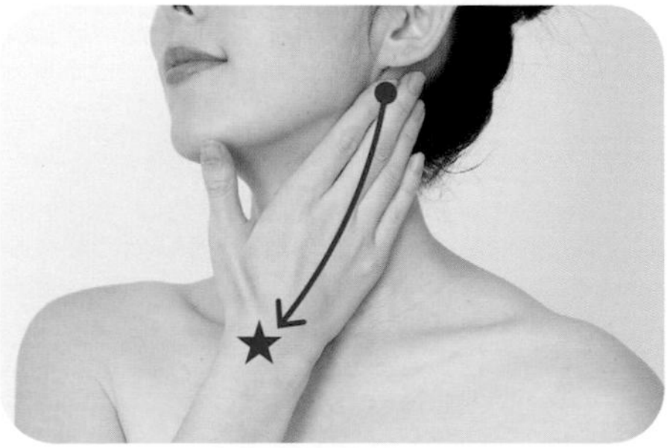

用4隻手指從耳朵下方往鎖骨與鎖骨間的凹陷處摩擦。

2 頭往旁邊靠，捏住頸部

頭往一邊靠，由上往下捏住頸部側面胸鎖乳突肌的3個點。最上面的部分用力捏，愈靠近鎖骨則愈放輕力道。

左右：各3秒

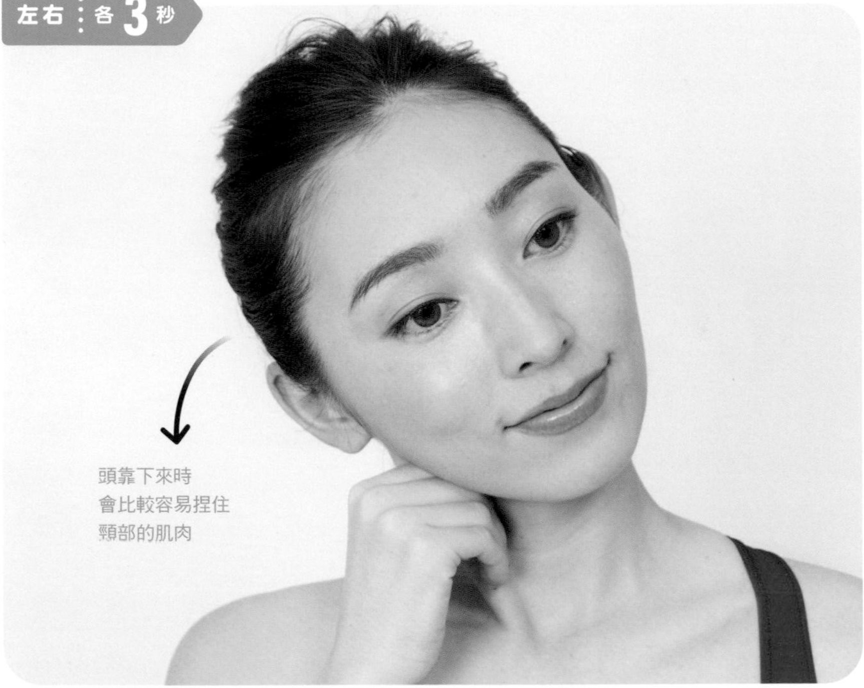
頭靠下來時
會比較容易捏住
頸部的肌肉

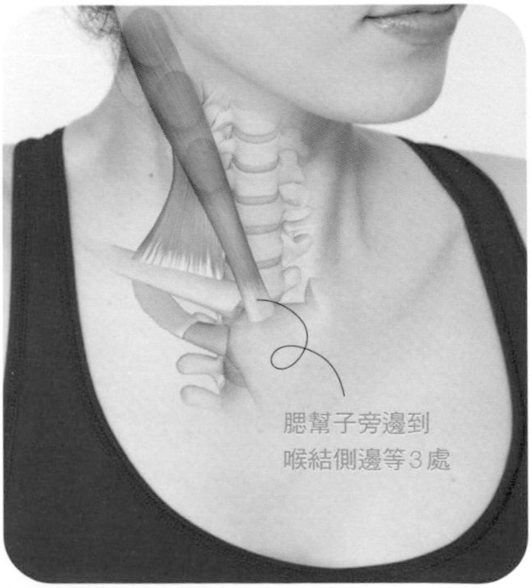
腮幫子旁邊到
喉結側邊等3處

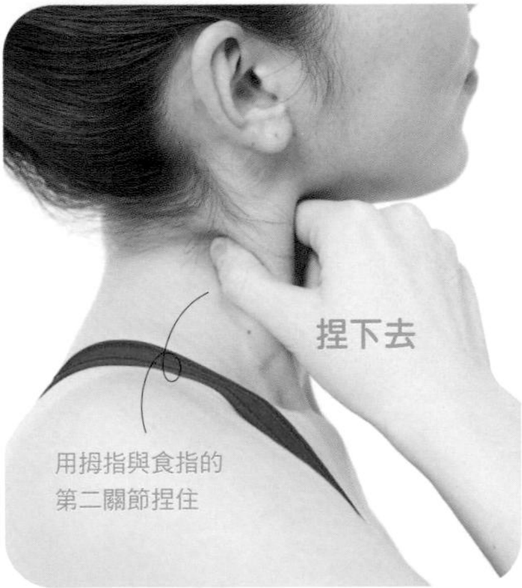
捏下去
用拇指與食指的
第二關節捏住

3 按壓頭的後方，抱住頭

拇指出力按住耳朵後面頭頸交界處的凹陷部分，其餘4指輕輕靠在頭上。

雙手：3秒×3次

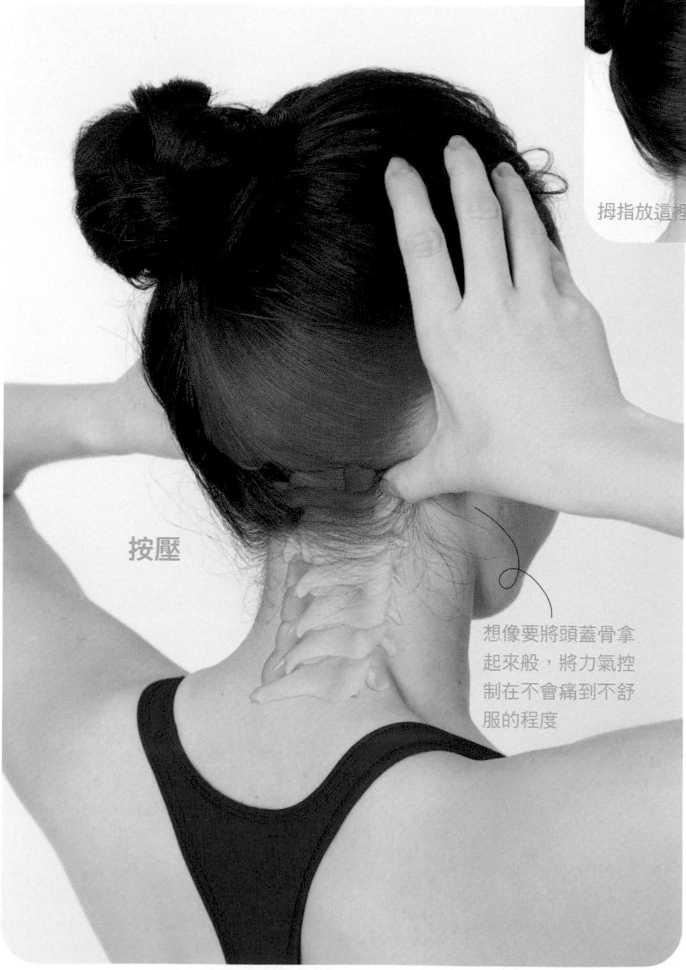

按壓
想像要將頭蓋骨拿起來般，將力氣控制在不會痛到不舒服的程度

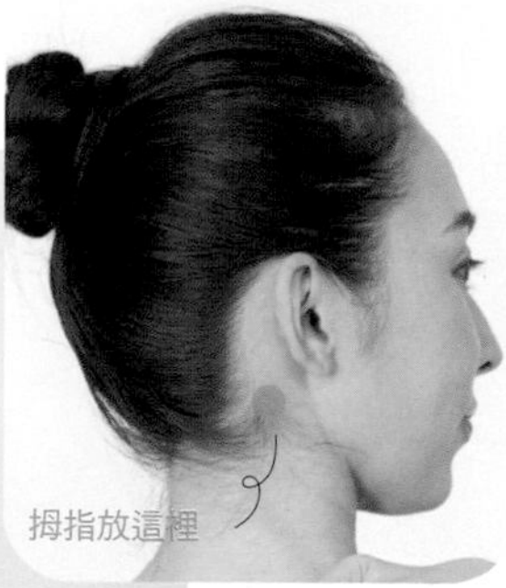

拇指放這裡

4 使老廢物質流往耳前與鎖骨

左右 5次

依序從額頭、眼周、臉頰、嘴巴往耳朵前方摩擦，想像自己將臉部的淋巴導往耳朵前方。接著從耳朵前方往鎖骨摩擦，讓流到耳朵的老廢物質流往鎖骨。

1

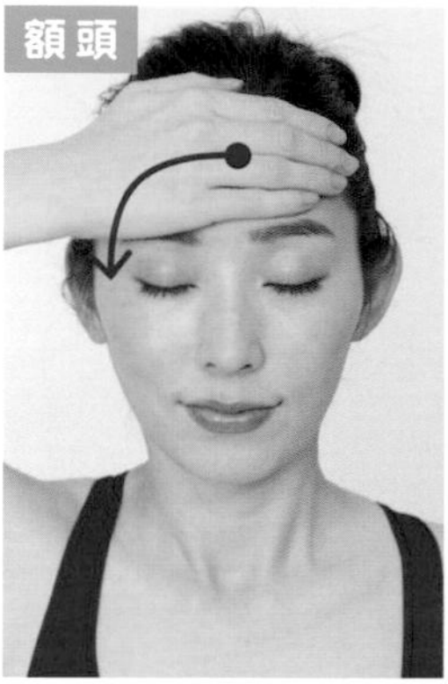

2

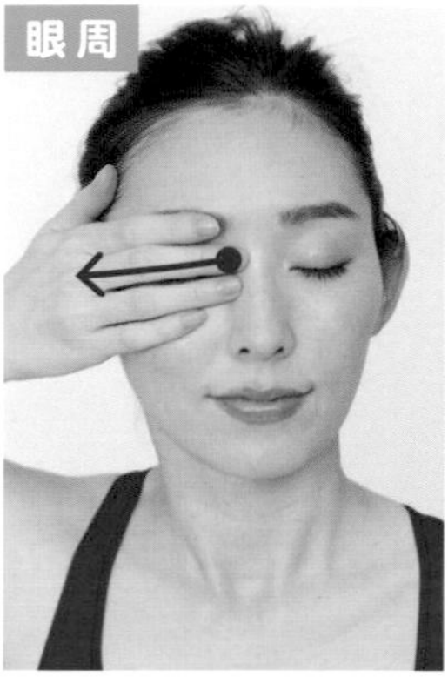

3

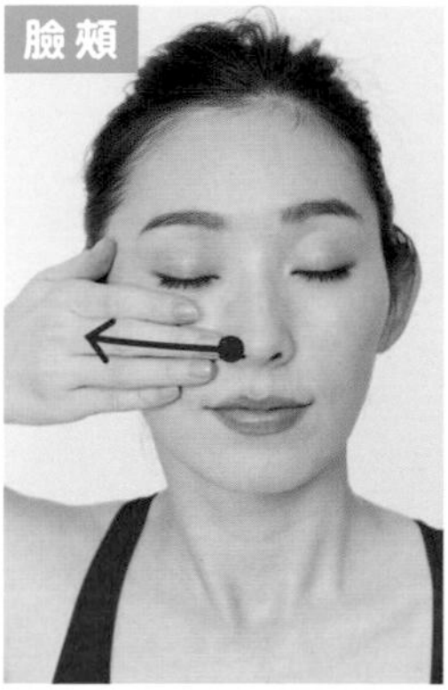

4

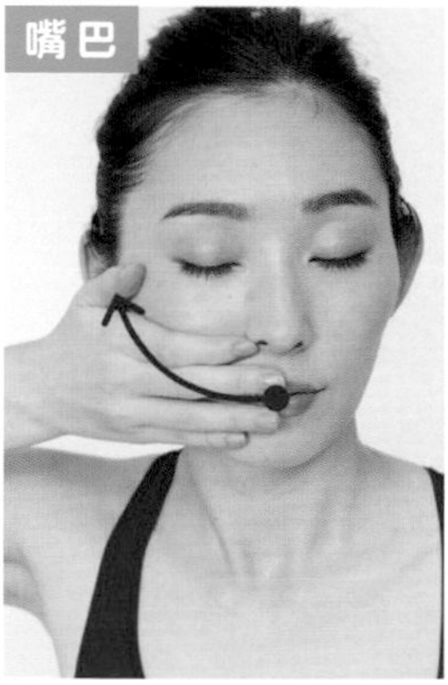

5

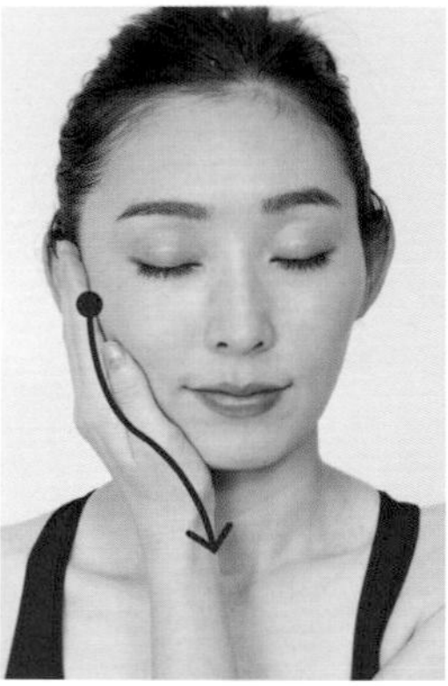

另一側也一樣

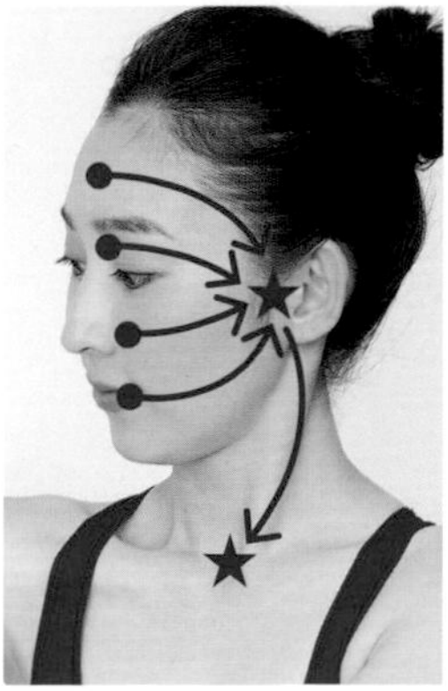

做完一邊之後，另一邊也以相同方式摩擦。

|刺|激 ⬇ 深|層|

舒緩腋下的深層淋巴結後刺激上臂，促進老廢物質從上臂往腋下流動，打造脂肪不易堆積、苗條纖細的手臂。

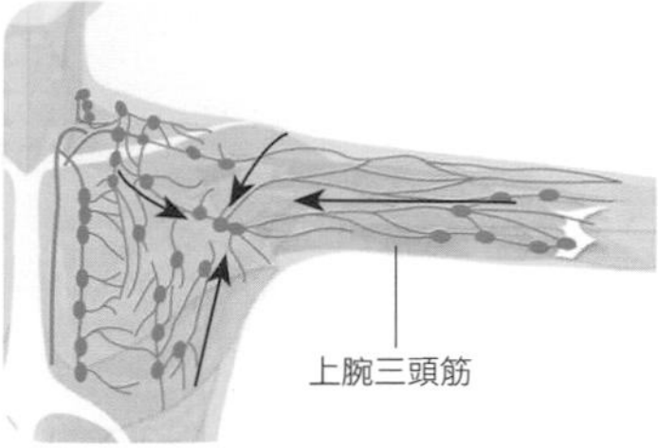

刺激的肌肉、淋巴所在位置

1 舒緩腋下的淋巴結

先從P46－47的**1～4**做起！

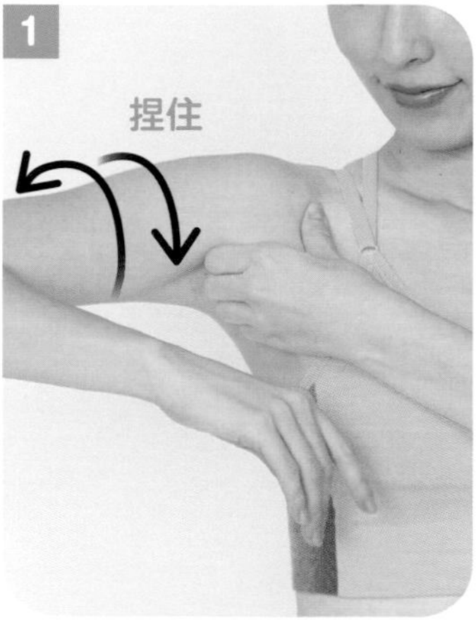

捏住腋下內側，轉動手臂。

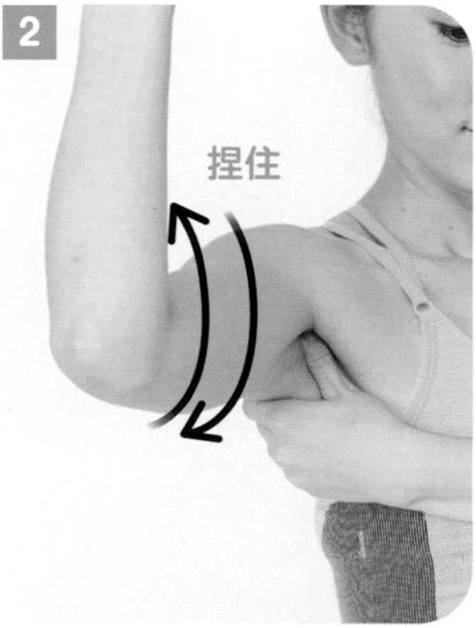

捏住腋下外側，轉動手臂。

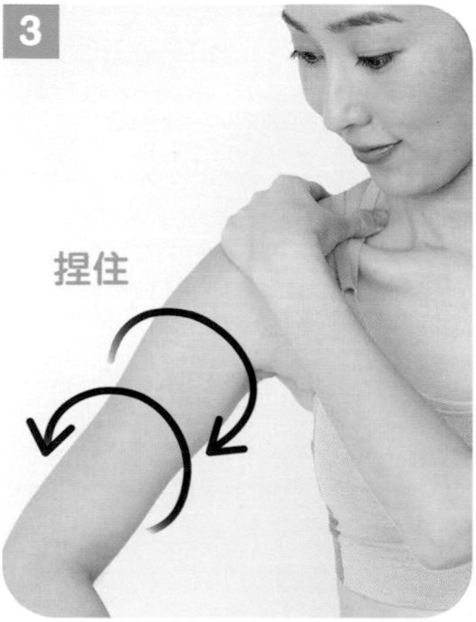

抓住肩膀轉動手臂。

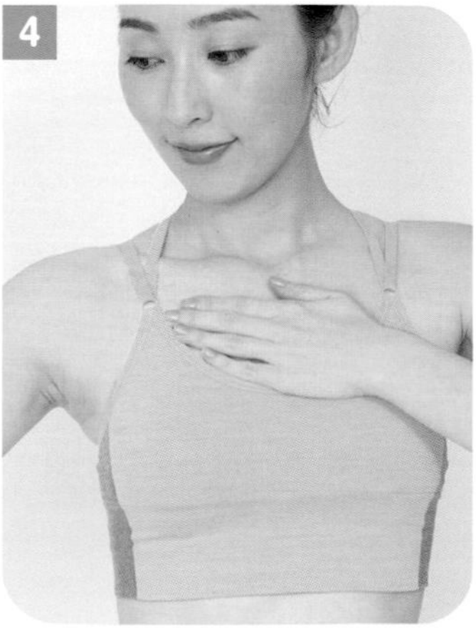

使老廢物質流往腋下與鎖骨。

促進堆積在手臂的脂肪代謝，告別蝴蝶袖！

2 捏住上臂，彎曲、伸直手肘

雙手：各3秒×3次

手肘彎曲為直角，抬至肩膀的高度。一面用拇指與食指用力壓迫腋下附近的部位，手肘一面做彎曲、伸直的動作。在腋下至到手肘之間的5個點加壓。

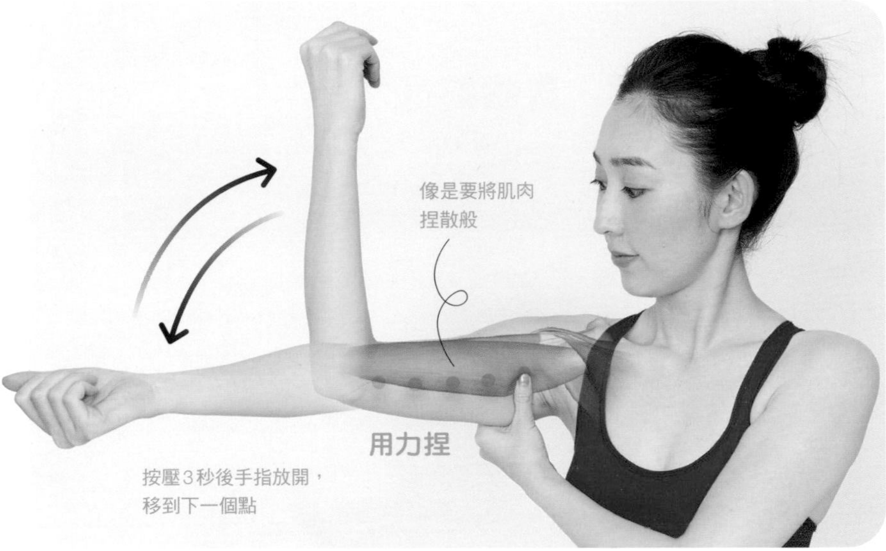
像是要將肌肉
捏散般
用力捏
按壓3秒後手指放開，
移到下一個點

3 使老廢物質流往腋下

左右：各5次

從手肘往腋下凹陷處摩擦。

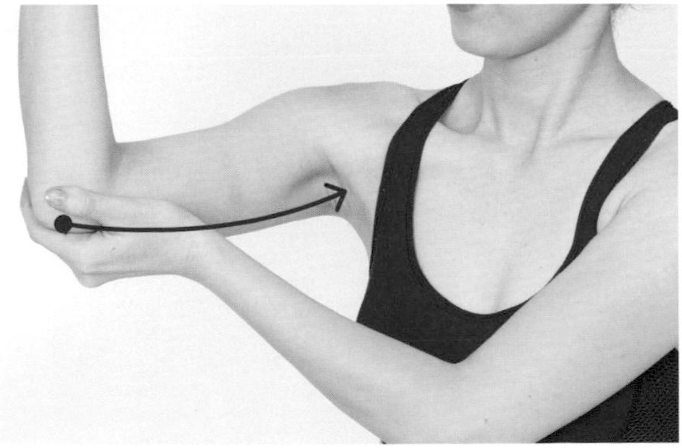

|刺|激 深|層|

由於臀部有許多脂肪，再加上肌肉，因此淋巴液容易停滯不動。刺激埋在脂肪下的肌肉，舒緩深層淋巴結能使老廢物質流動，臀部翹挺。

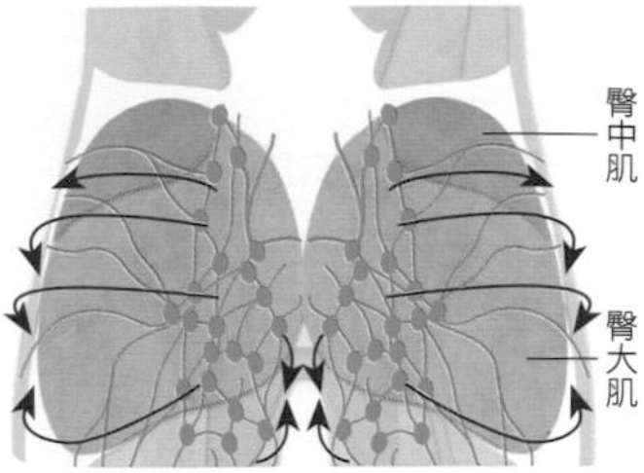

刺激的肌肉、淋巴所在位置

1 抓住臀部，身體前傾

身體稍微前傾，從大腿與臀部交界處抓住臀部。手指用力，像是要將臀部抬起來般進行壓迫，同時身體用5秒鐘的時間前傾至直角。

雙手 5秒

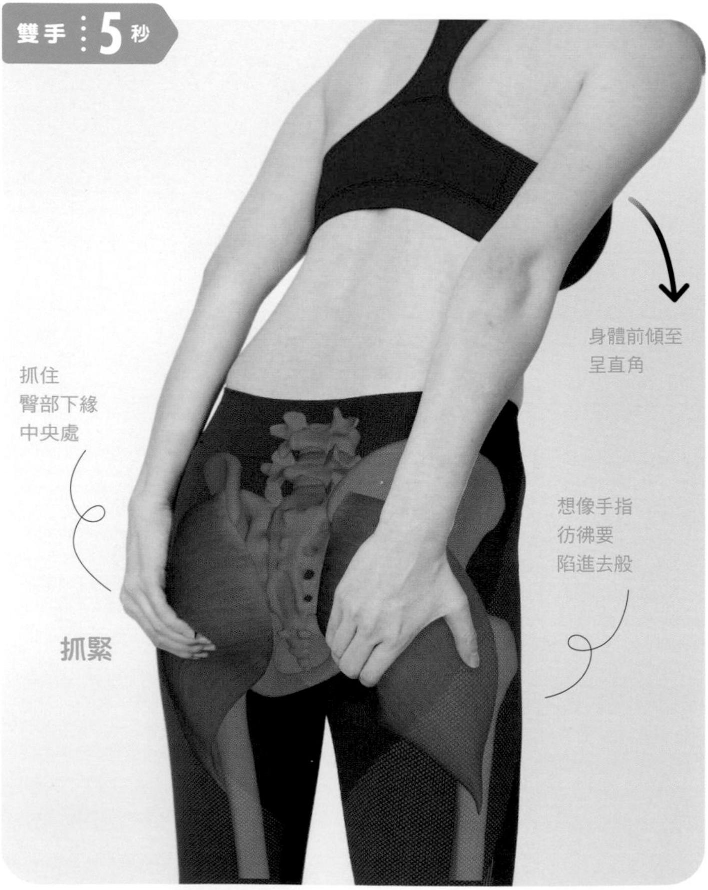

讓停滯的淋巴液流動起來，拉提下垂的臀部

2 一面踏步，一面敲打臀部

雙手 ⋮ 左右交互 10 次

雙腳一面踏步，一面用拳頭敲打整個臀部。腳抬起來後，敲打抬起來那一邊的臀部會比較容易抓到節奏。

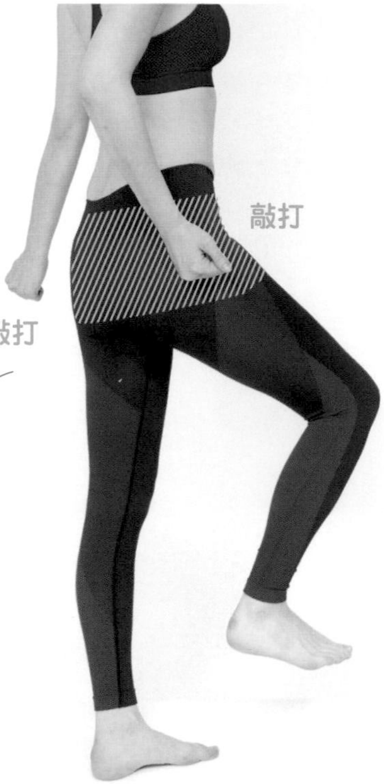
敲打
力道大一些，
讓振動能傳到臀部深處的肌肉

3 使老廢物質流往腰骨與大腿根部

雙手放在臀部正中央，小指互相碰到，然後手掌往腰骨的方向摩擦整個臀部。接著從外側往內側摩擦大腿根部。

1

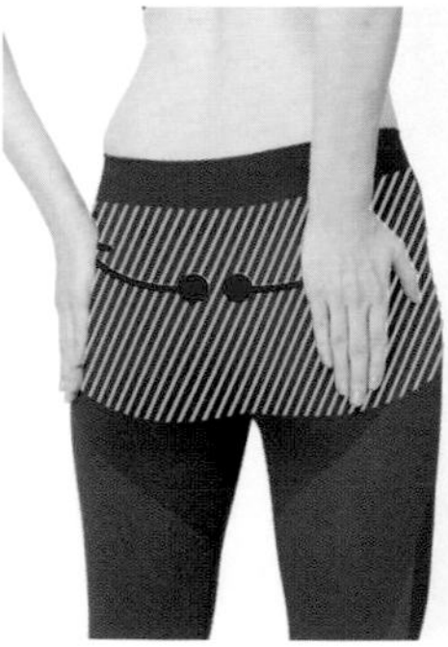

2

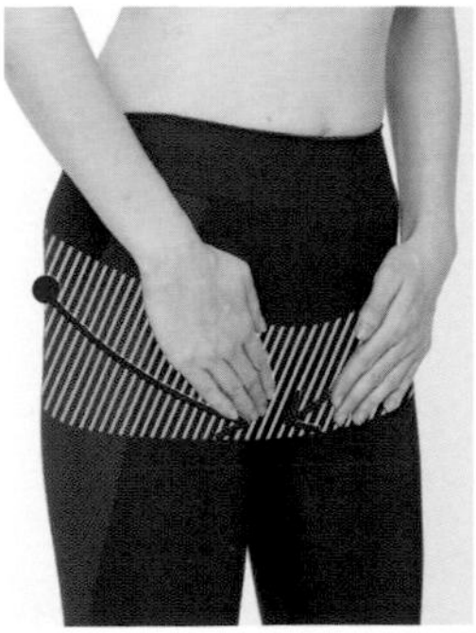

|刺|激 ⬇ 深|層|

舒緩大腿根部的深層淋巴結，並刺激大腿內側。大腿是特別容易堆積老廢物質的地方，因此促進老廢物質流動可以讓大腿變瘦。

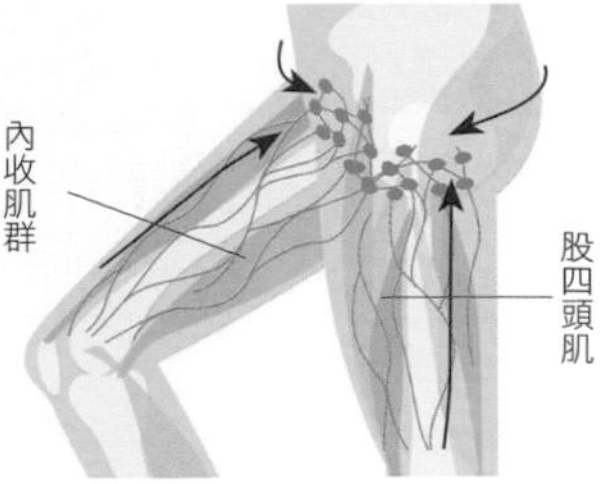

刺激的肌肉、淋巴所在位置

1 舒緩大腿根部的淋巴結

先從P54－55的**1**～**2**做起！

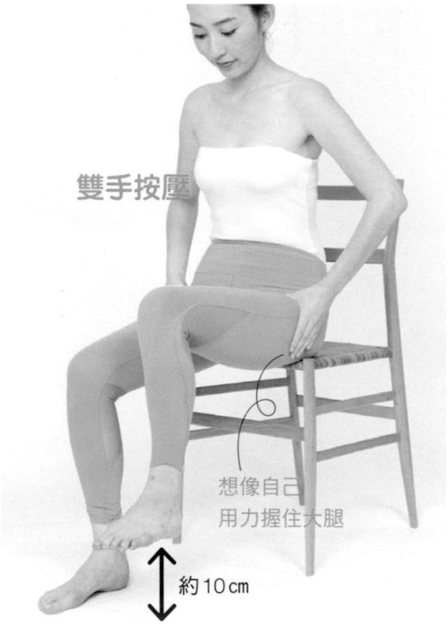

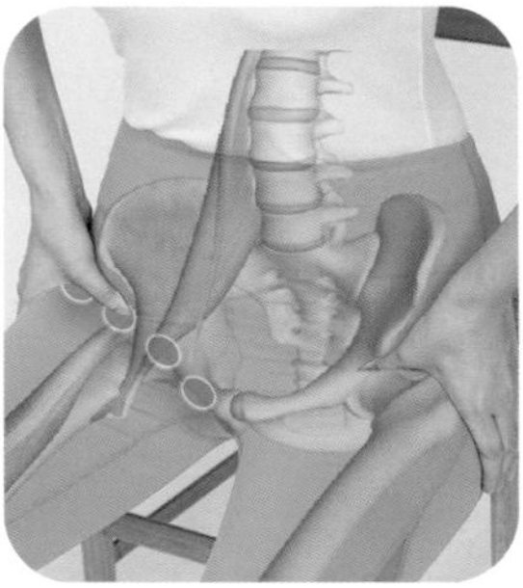

按壓大腿根部，輪流抬腿。

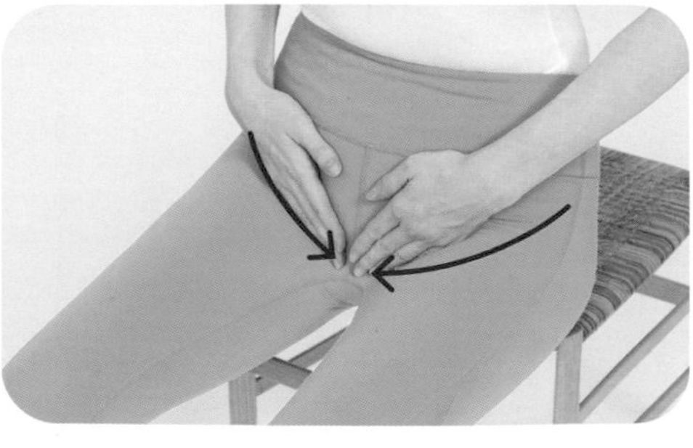

使老廢物質流往大腿根部。

✓ 減少大腿內側的脂肪，讓雙腿間出現縫隙

2 抬起腳跟、捏住大腿內側，雙腿併攏、打開

左右 4次

踮腳抬起腳跟，雙手捏住大腿內側的肌肉。腳尖的位置維持不動，膝蓋向內側靠，然後再回到原位，這樣算是1組。分別捏住大腿內側到膝蓋為止的4個點，總共做4組。

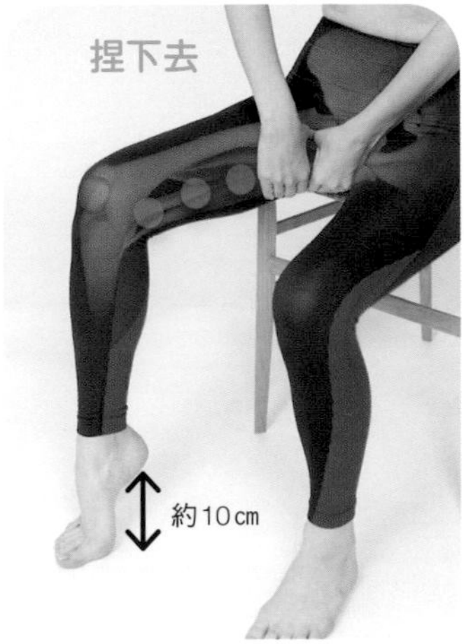

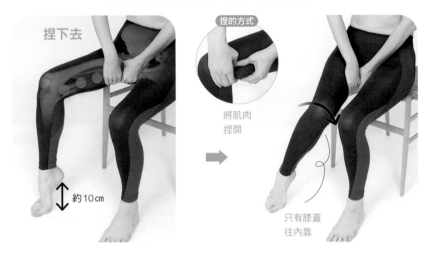

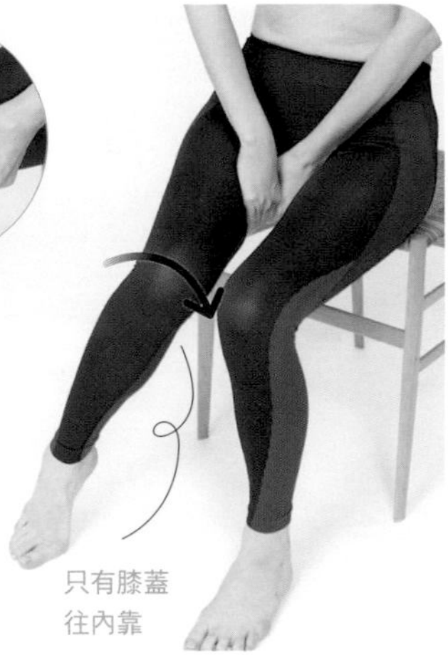

3 使老廢物質流往大腿內側與大腿根部

左右 5次

雙手從膝蓋內側往大腿內側摩擦，
接著在大腿根部從內側往外側摩擦。

1

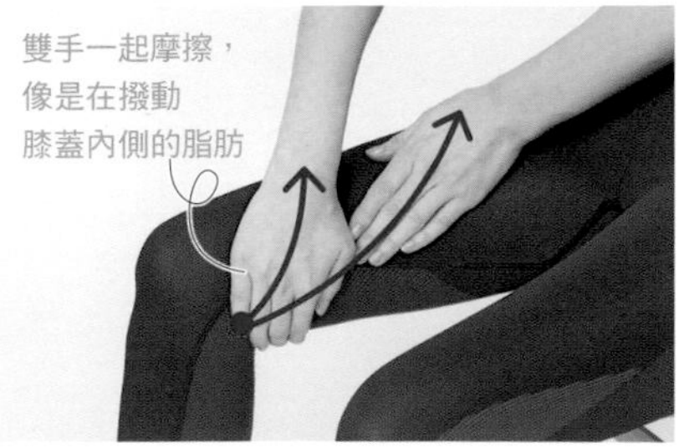

2

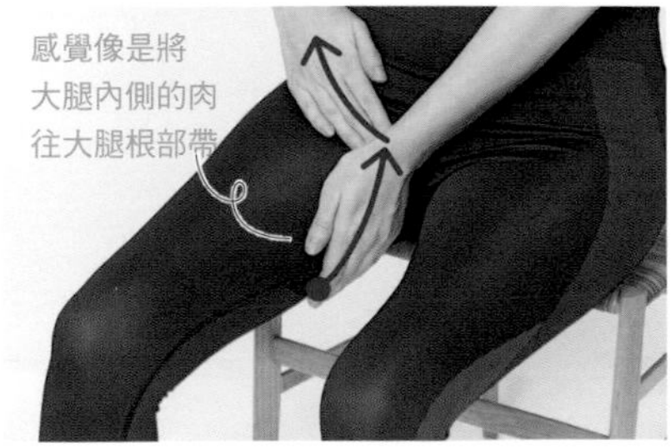

| 刺 | 激 ⬇ 深 | 層 |

依序舒緩膝蓋後方、小腿的深層淋巴結，能使小腿的淋巴液流往膝蓋後方，消除水腫。此外還能帶走多餘的脂肪，給你苗條緊實的雙腿。

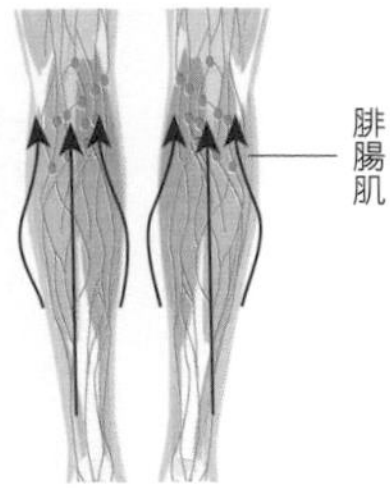
腓腸肌
刺激的肌肉、淋巴所在位置

帶走累積於小腿的老廢物質，消除蘿蔔腿

1 刺激膝蓋後方的淋巴結

抓住膝蓋，上半身向前傾。

先從P56－57的**1**～**2**做起！

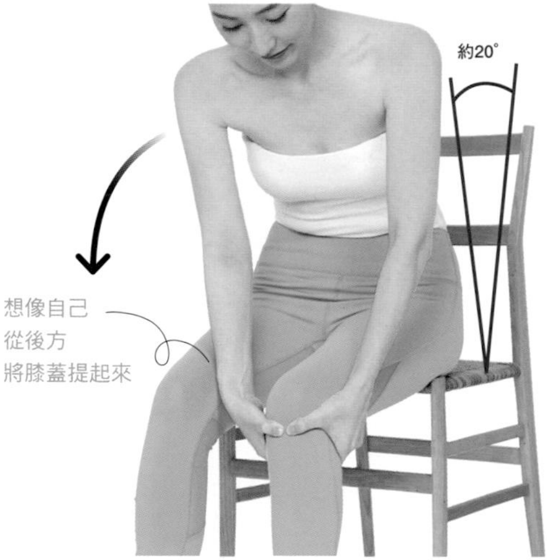
約20°
想像自己
從後方
將膝蓋提起來

使老廢物質流往膝蓋後方。

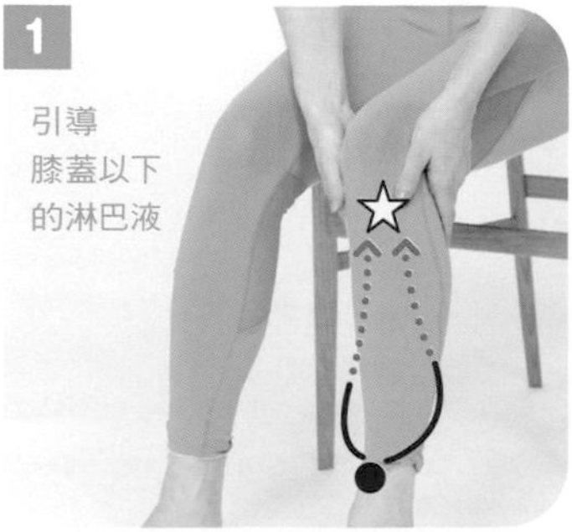
1
引導
膝蓋以下
的淋巴液

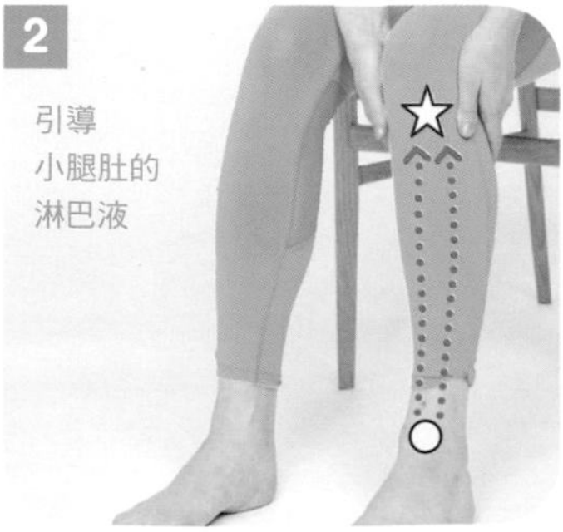
2
引導
小腿肚的
淋巴液

2 抓住小腿，腳尖做離地與放下的動作

左右：各5秒

雙手先捏住小腿的肌肉。腳尖上下擺動，同時在小腿肚上方與阿肌里斯腱之間由上往下對5個點加壓。

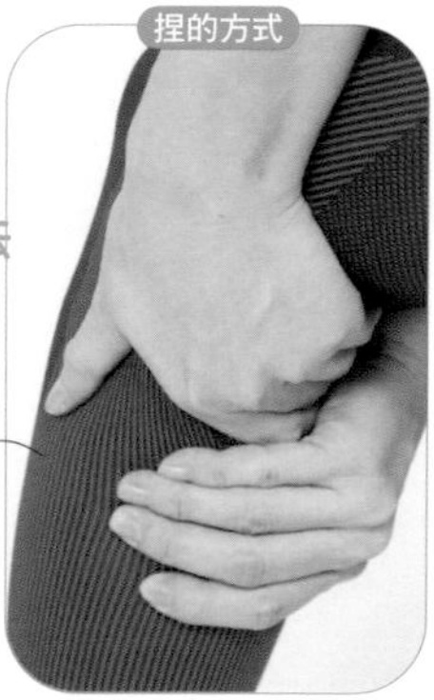

感覺像是
用4隻手指與拇指
根部捏散肌肉般

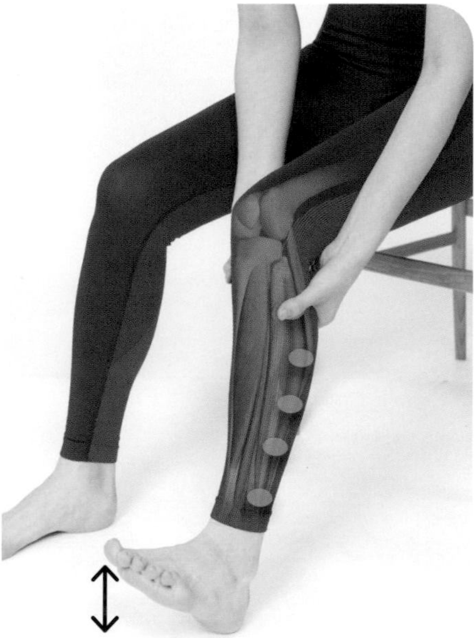

3 使老廢物質流往膝蓋後方

雙手：5次

從阿肌里斯腱往膝蓋後方摩擦。像是用雙手的手掌包覆住般，右手與左手交互摩擦。

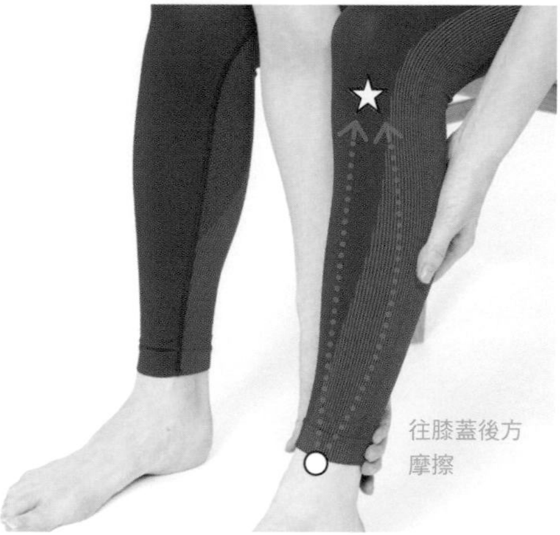

往膝蓋後方
摩擦

COLUMN

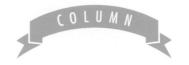

為什麼光靠重訓
無法打造出漂亮的曲線？

相信許多人都希望能練出適量的肌肉，讓身體更緊實，但有一點是做重訓必須特別注意的。那就是重訓容易使老廢物質阻塞於體內、肌膚失去水分。

肌肉在重訓時會反覆收縮與鬆弛，動脈則會加大血液流動的動作（脈搏），因此促進血液循環，更容易排出老廢物質。重訓時也會大量流汗，這同樣有助於排出老廢物質。以上看起來都是正面的效果，但身體裡的淋巴若是已經塞住了，反而會無法排掉這些大量產生的老廢物質，令阻塞更加嚴重。

此外，老廢物質的量如果比平時多，便會殘留在體內，導致身體僵硬、肌肉疼痛，不易製造出可使肌膚緊緻有彈性的膠原蛋白及彈性蛋白。

想擁有美麗曲線的話，就要在重訓前後舒緩深層淋巴結，防止老廢物質停滯不動。若要改善肌膚的血液循環，也不能忘了健走之類的有氧運動。

大量的汗水會帶走皮膚的油脂，因此洗完澡後要記得塗抹乳液等保養品加以補充，維持身體的美麗光采。

PART 4

不只能瘦身！
還有防老化的效果

深層淋巴結舒緩
使你更加美麗動人

深層淋巴結舒緩有助於排出體內的老廢物質，
除了瘦身，還能讓人看起來更美麗。
從預防、改善肌膚粗糙、臉部鬆弛、皺紋等問題，
到使胸部更為上挺，全都做得到。
希望大家有空時嘗試看看。

| 刺 | 激 ⬇ 深 | 層 |

按壓髮根處，舒緩頭部的深層淋巴結。揪住頭髮牽動頭皮，讓刺激直達深層。促進臉部的老廢物質流動是快又有效的美肌密技。

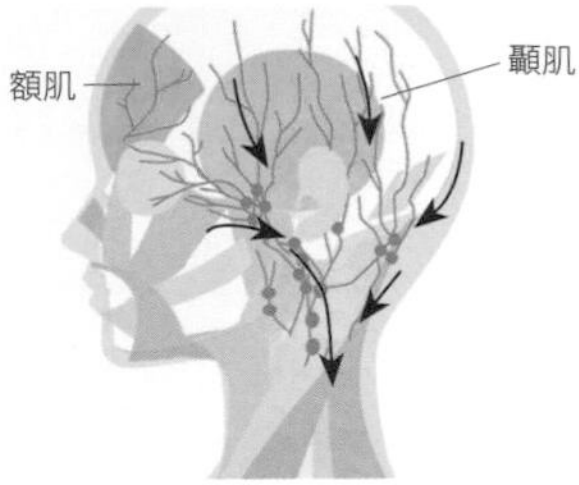

刺激的肌肉、淋巴所在位置

1 一面說「啊—」一面拉扯耳垂

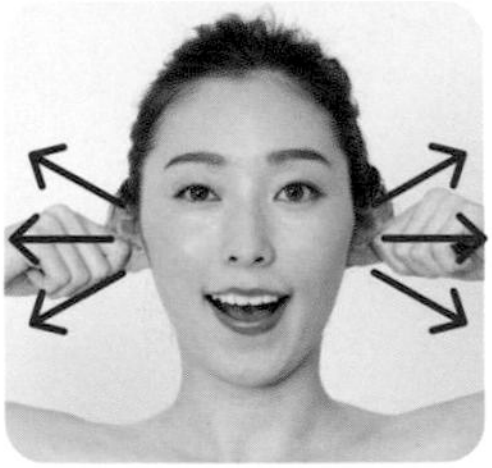

先從P44的**1**做起！

2 收下巴，按壓髮根處

雙手 各3秒

像是在壓住骨頭般，依額頭上方、耳朵上方、耳後的順序按壓這3處的髮根。

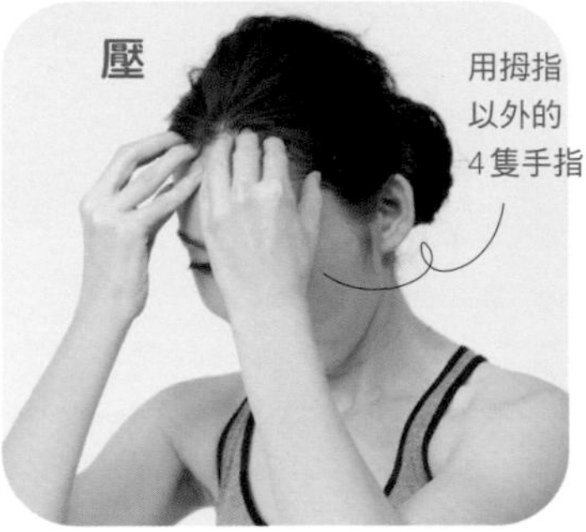

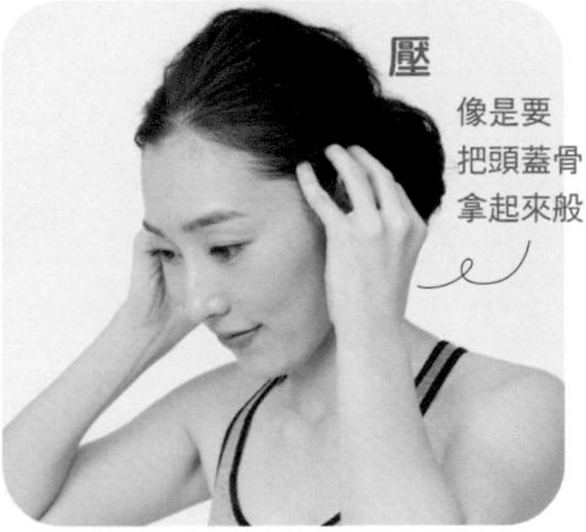

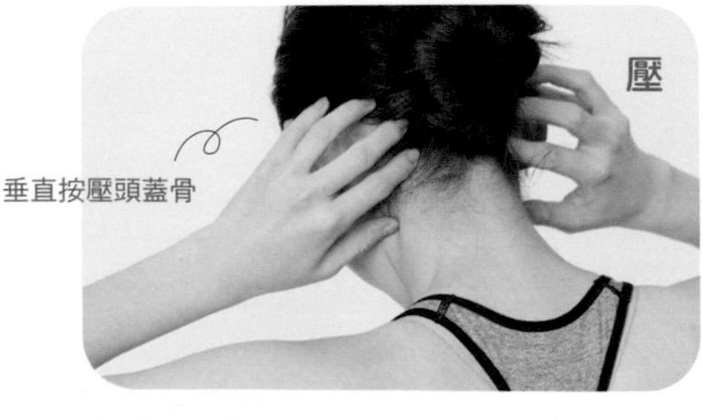

美肌效果

促進臉部老廢物質流動，肌膚重拾緊緻與光澤

3 揪住頭部側面的頭髮

雙手 5秒

以相等間隔揪住並拉扯耳朵上方至頭頂等3處的頭髮。

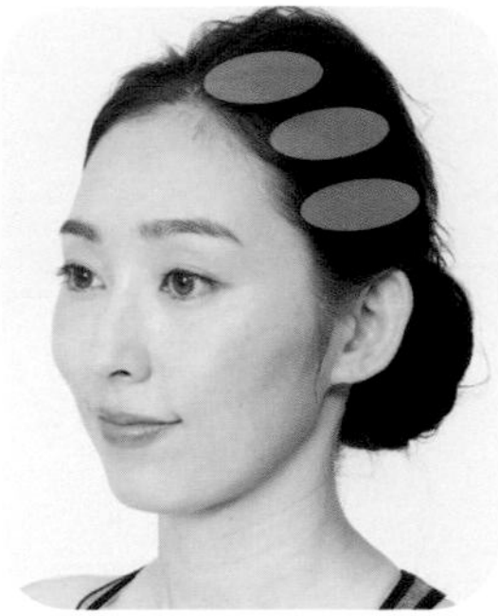

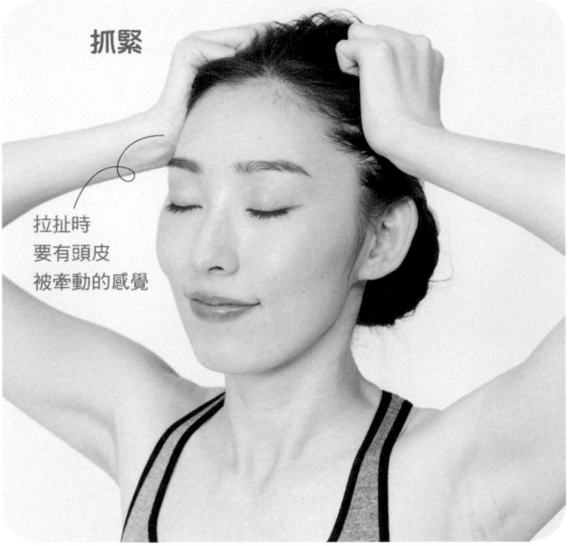
抓緊
拉扯時
要有頭皮
被牽動的感覺

3 使老廢物質流往膝蓋後方

左右 各5次

雙手從頸部後方往鎖骨摩擦，接著從耳下往鎖骨摩擦。

1

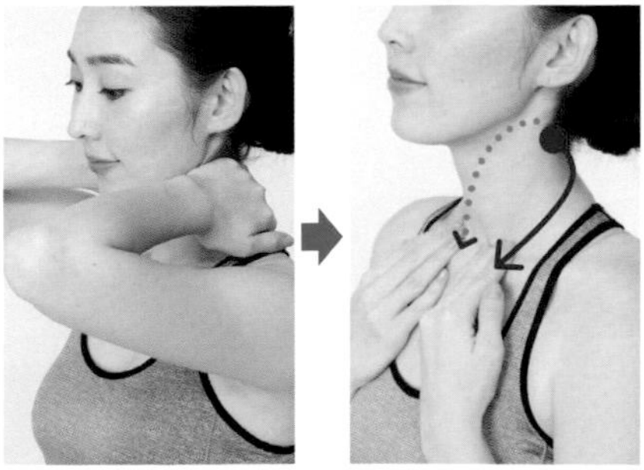

2

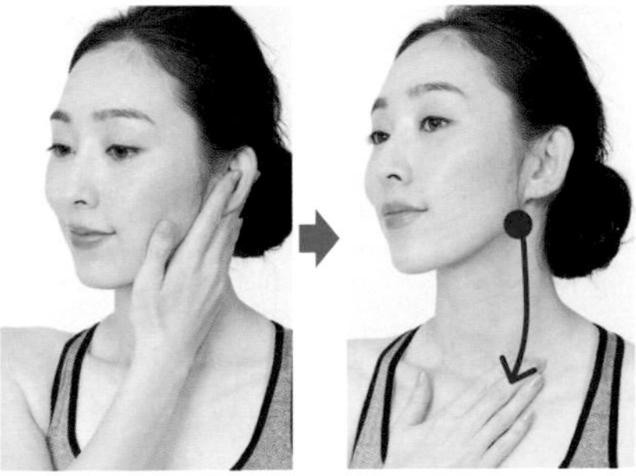

美麗大變身 2

打造緊實下巴

促進下巴的老廢物質流動，
擊退雙下巴與肌膚鬆弛

|刺|激 ⬇ 深|層|

表情肌一旦失去活力，老廢物質及脂肪就容易累積在下巴兩側。舒緩耳朵前方的深層淋巴結、刺激下巴兩側的脂肪，可改善肌膚鬆弛並拉提表情肌。

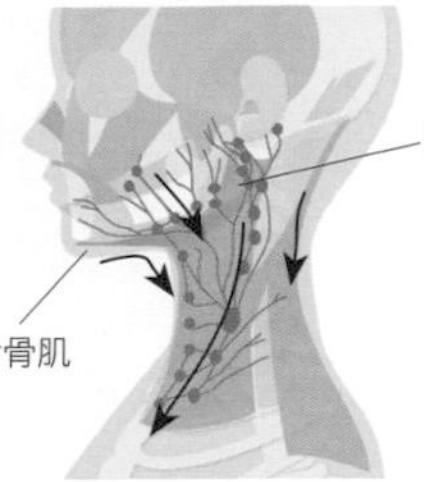
頸闊肌
頦舌骨肌

刺激的肌肉、淋巴所在位置

1 一面說「啊－」一面拉扯耳垂

先從P44的**1**做起！

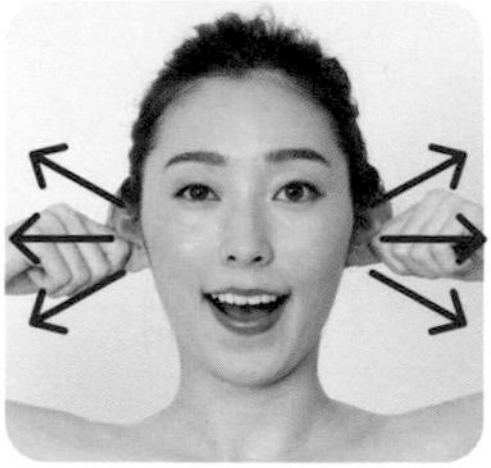

2 收下巴，一面捏住下巴兩側的肉，一面說「一」

雙手 各 3 秒

食指與拇指捏住下巴兩側的肉，並一面發出聲音。依序捏住從下巴尖端到耳下之間的3個點。

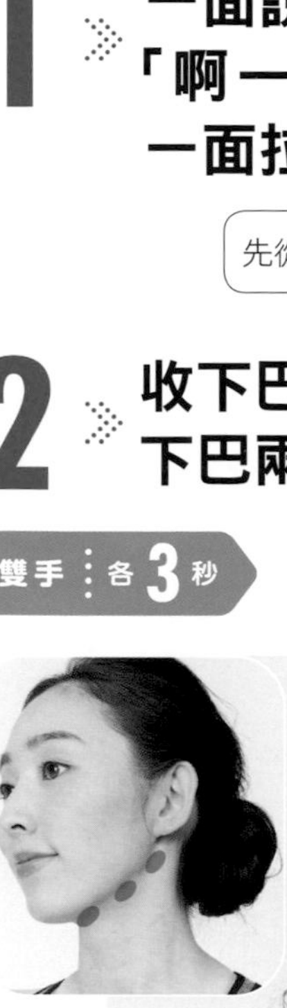

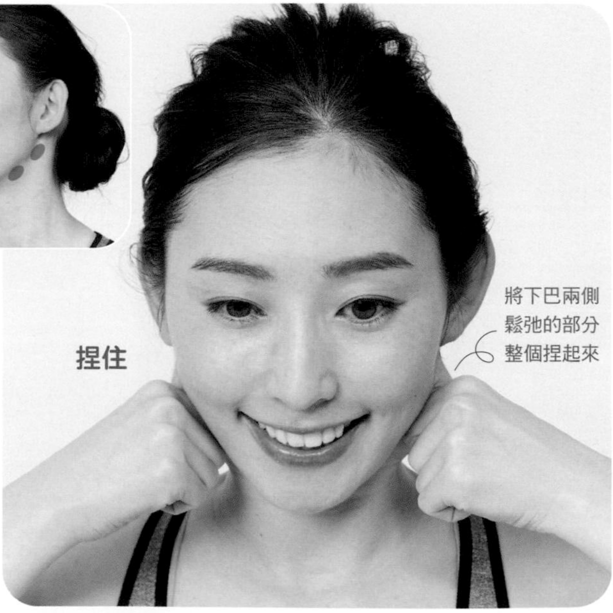
捏住
將下巴兩側
鬆弛的部分
整個捏起來

3 使老廢物質流往耳下與鎖骨

左右 各5次

從下巴尖端往耳下摩擦，接著手指緊貼著臉的輪廓線，從耳下經過頸部前方摩擦至鎖骨。

1

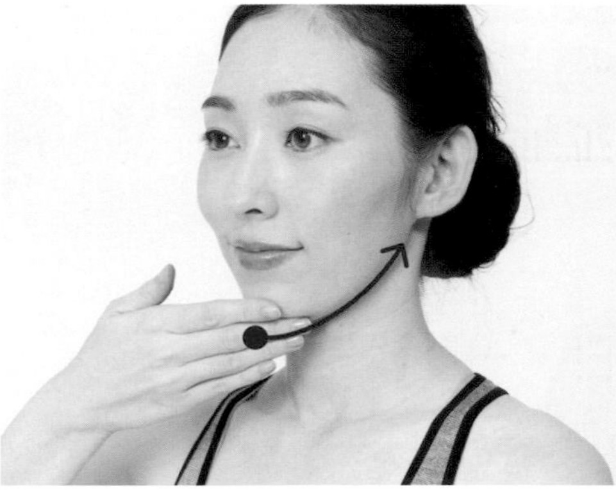

2

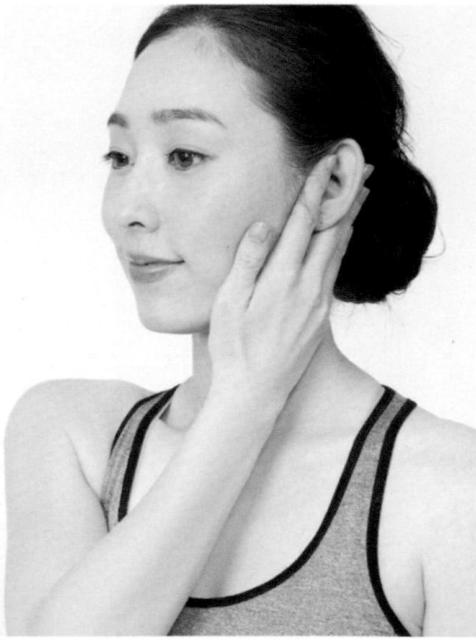

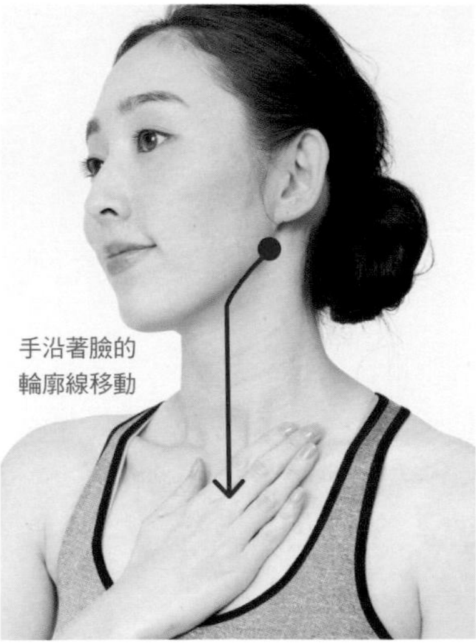

|刺|激 深|層|

頸部淋巴液的流動如果變差，會導致皮膚鬆弛，出現皺紋。只要刺激下巴與鎖骨，舒緩頸部的深層淋巴結，便能使肌膚不再鬆弛，減少皺紋。

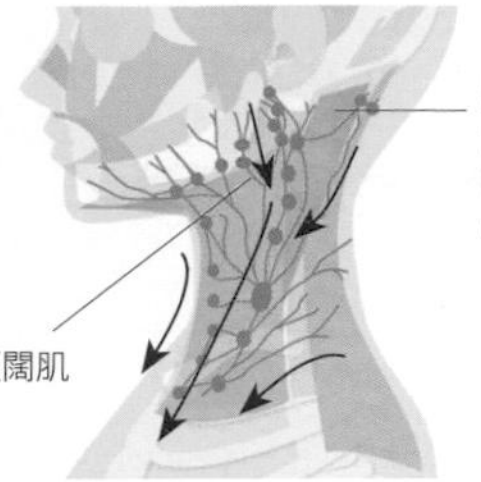

刺激的肌肉、淋巴所在位置

1 雙手拇指頂起下巴，接著拇指往耳朵下方推

雙手：5秒

頂起下巴後，以拇指與食指捏住下巴骨，用5秒鐘的時間從下巴兩側慢慢將手推到耳朵下方。

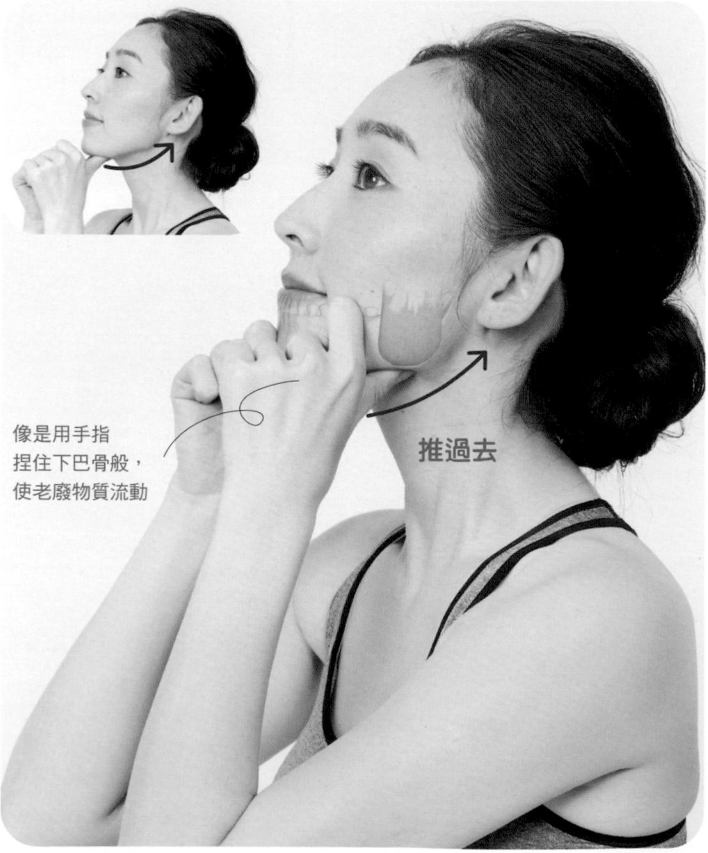
像是用手指
捏住下巴骨般，
使老廢物質流動
推過去

2 手指比成剪刀狀夾住鎖骨，再往肩膀推過去

左右 3 次

右邊的鎖骨以左手，左邊的鎖骨以右手夾住。從鎖骨中央的凹陷處出發，將手指推至鎖骨終點。

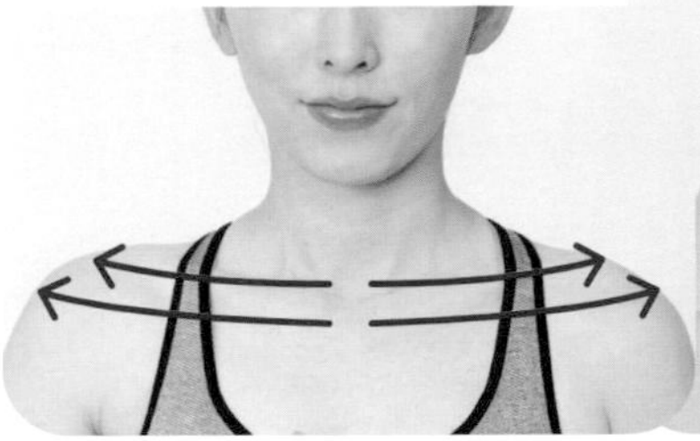

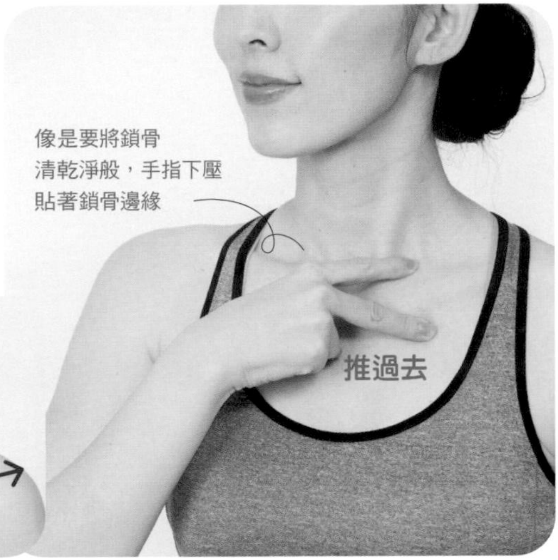
像是要將鎖骨
清乾淨般，手指下壓
貼著鎖骨邊緣
推過去

3 使老廢物質流往鎖骨與腋下

左右 交互 5 次

用整個手掌從耳前經過頸部前側往鎖骨下方、從胸部中央往腋下摩擦。

1

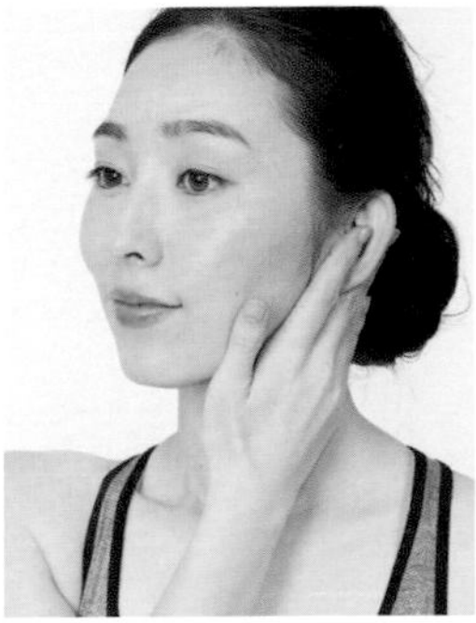

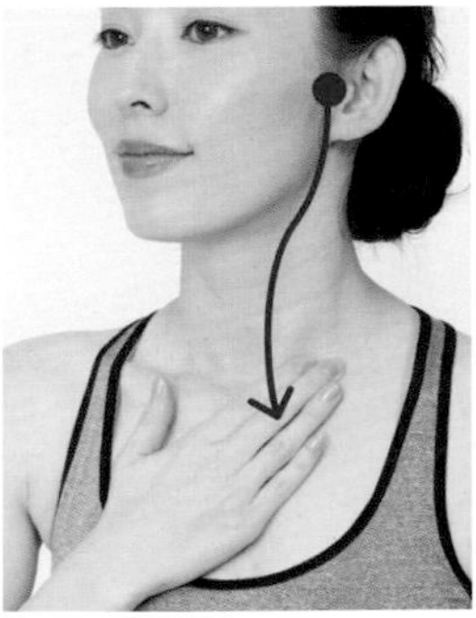

2

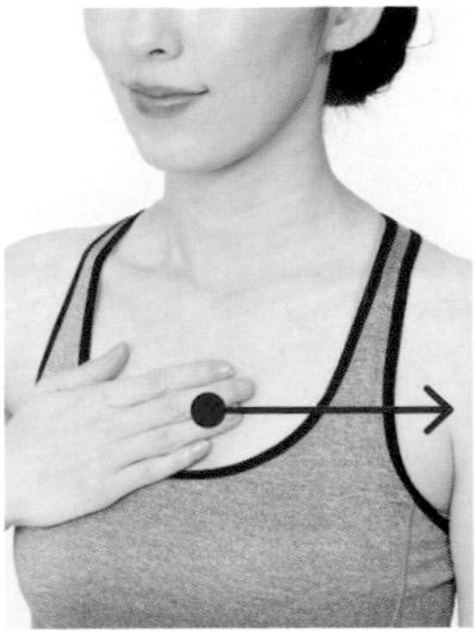

拉提胸部

使胸部的老廢物質往腋下的淋巴結流動，展現上挺的雙峰

刺激深層

乳腺的老廢物質會流往腋下的深層淋巴結，舒緩此處並活動胸大肌，可促進胸部淋巴液的流動，讓因為老廢物質堆積而下垂的胸部重新挺起來。

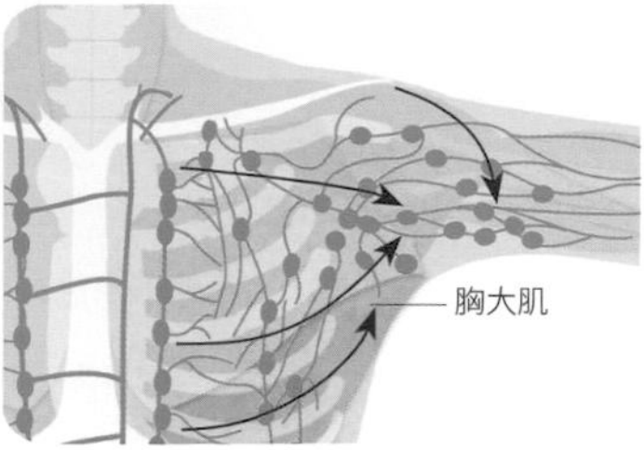

刺激的肌肉、淋巴所在位置

先舒緩腋下的淋巴結（P46－47的**1～4**）再做，效果更棒！

1 按壓胸骨，肩胛骨往中間靠

左右各5次

以4指按壓鎖骨下方的胸骨邊緣，另一隻手的手腕舉至肩膀高度，手肘往後拉，打開胸部。按壓至上腹部中央凹陷處為止的4個點。

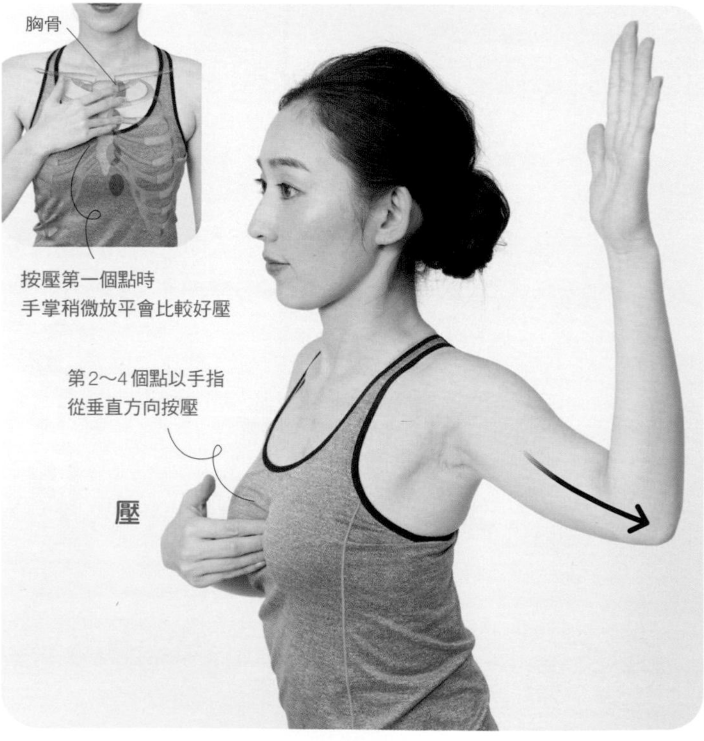
胸骨
按壓第一個點時
手掌稍微放平會比較好壓
第2～4個點以手指
從垂直方向按壓
壓

2 使老廢物質流往側腹部、腋下

左右 各 3 次

手放在鎖骨下方，摩擦至腋下。接著從上腹部中央凹陷處往側腹部、側腹部往腋下凹陷處摩擦。

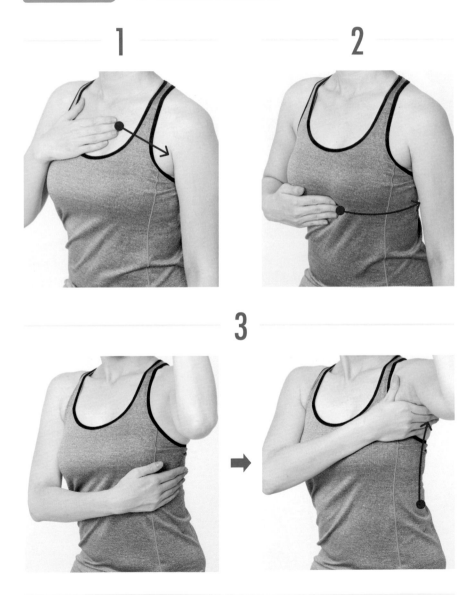

1

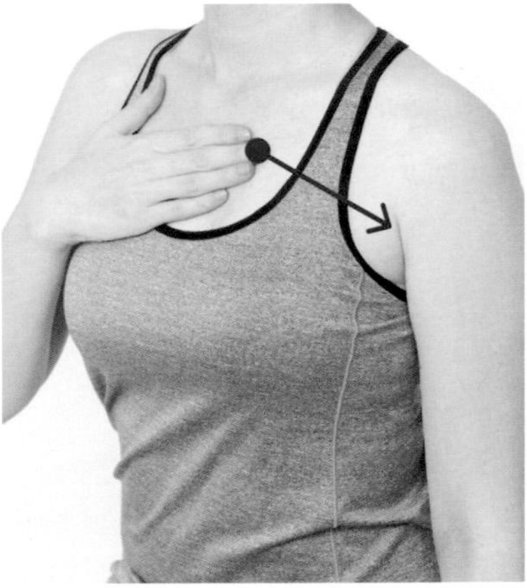

2

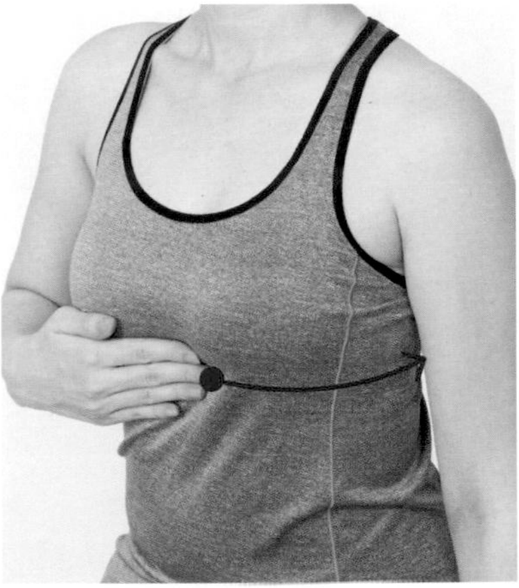

3

COLUMN

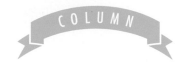

變美的祕訣就在於活化女性荷爾蒙

我們的身體與心理會受到季節及溫度的變化、人際關係的壓力、身體在生理上的變化等各式各樣的因素影響。而荷爾蒙則能保護身體與心理在這些狀況下維持健康。

控制荷爾蒙的腦下垂體若受到刺激，便會釋放荷爾蒙至血液中，送到全身的細胞。舒緩深層淋巴結會改善血液循環，因此也能活化荷爾蒙的作用。

生長激素與雌激素這種女性荷爾蒙尤其會因為活化而受惠。

生長激素具有促進蛋白質合成的作用，能修復受損的肌膚與頭髮，有助於美肌、美髮。

雌激素則是一種與排卵有關的荷爾蒙，會使卵泡成熟，同時改善肌膚的光澤、促進胸部發育等，打造出專屬於女性之美。此外，雌激素會使副交感神經優先作用，進而放鬆身心，帶來幸福感。

透過舒緩深層淋巴結活化這些荷爾蒙的功效，能幫助你更快、更輕鬆變美。

PART 5

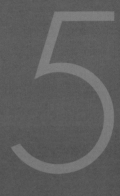

迅速排解眼前問題的實用技巧

舒緩深層淋巴結搶救身體

吃太多……黑眼圈……脖子痠痛難耐……肩膀沉重……

希望有辦法可以馬上改善！

當你遇到這些狀況時，深層淋巴結舒緩也派得上用場。

馬上對症下藥，努力達成脂肪及老廢物質不易堆積、擁有健康身體的目標吧。

舒緩深層淋巴結搶救 腹部

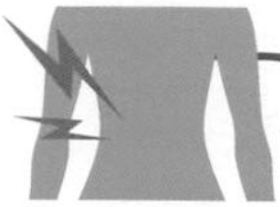

明明在減肥，卻不小心吃太多……

趕快趁當天促進脂肪代謝！

過量攝取的脂肪會堆積在腹部，刺激腹部舒緩深層淋巴結能使多餘的脂肪連同淋巴液一起流走。另外還可提升脂肪代謝，防止脂肪累積。但請不要在吃飽飯後馬上做。

HELP!

1 手指放在上腹部中央凹陷處，身體前傾

雙手 3秒

雙手的指背幾乎要貼在一起般，手指壓進上腹部中央凹陷處，身體用3秒鐘的時間慢慢前傾約30度。

先舒緩橫膈膜的淋巴結（P48－49的**1～4**）與腹部的淋巴結（P50－51的**1～4**）再做，效果更棒！

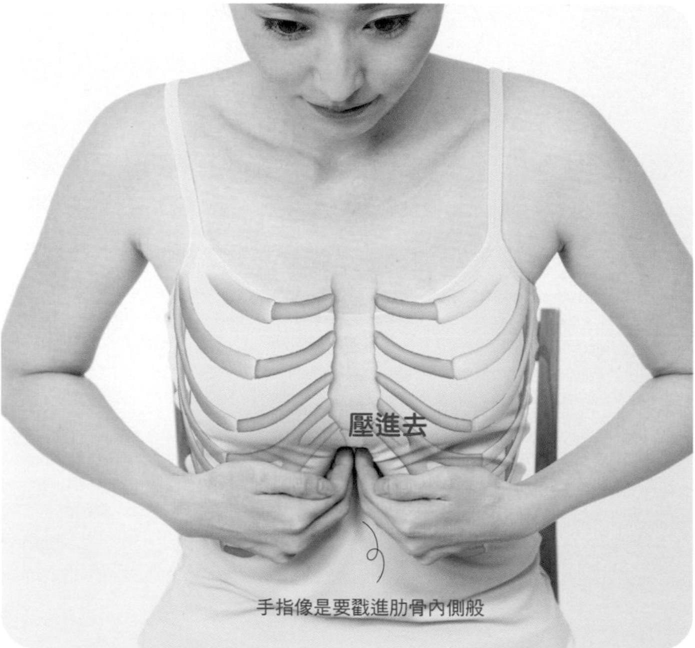
壓進去
手指像是要戳進肋骨內側般

2 手指放在上腹部中央凹陷處與肚臍之間，身體前傾

雙手 3 秒

雙手的指背幾乎要貼在一起般，手指壓進上腹部中央凹陷處與肚臍之間，身體用3秒鐘的時間慢慢前傾約30度。

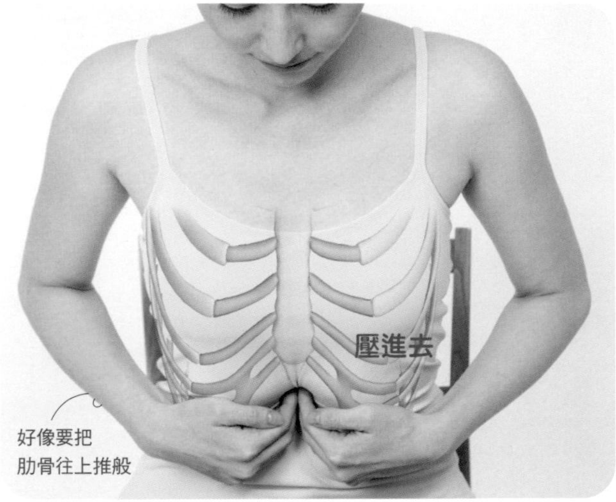
壓進去
好像要把
肋骨往上推般

3 使老廢物質流往側腹部與腋下

用整個手掌從腹部中央凹陷處往側腹部、側腹部往腋下凹陷處摩擦，慢慢、仔細地做。剛吃飽飯的話也可以只做這個動作就好。

1

雙手 5 次

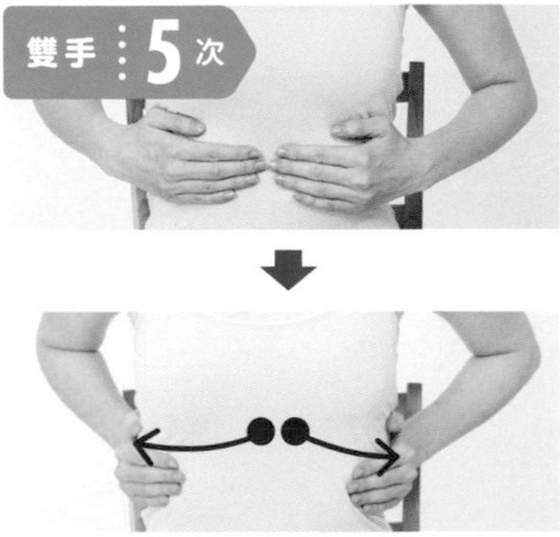

2

左右 各 5 次

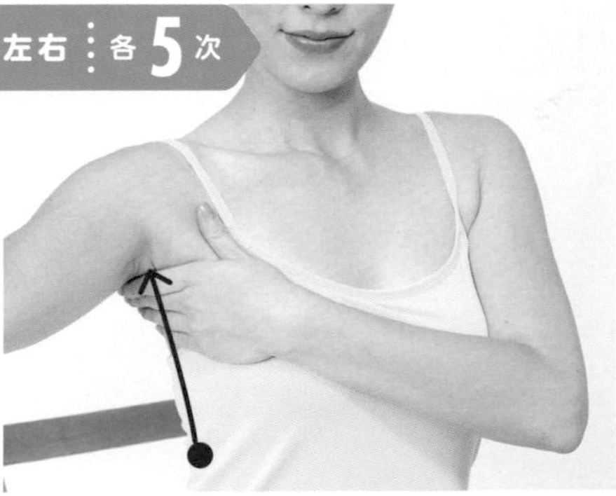

舒緩深層淋巴結搶救 眼周

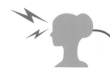

前晚沒睡飽……跑出黑眼圈了！

排掉堆積的水分，讓雙眼展現明亮光采！

相信大家都有過因為前晚沒睡飽，結果跑出黑眼圈，或眼睛周圍腫起來的經驗。這時就要用手刺激眼部肌肉，使累積在眼周的水分及老廢物質流走。如此一來，眼睛便會恢復光采與活力，讓你神清氣爽地展開一天的生活。

HELP!

1 一面說「啊－」一面拉扯耳垂

抓住雙耳，張大嘴巴發出聲音，並一面慢慢將耳朵往上方、兩側、下方拉。

雙手：各3秒

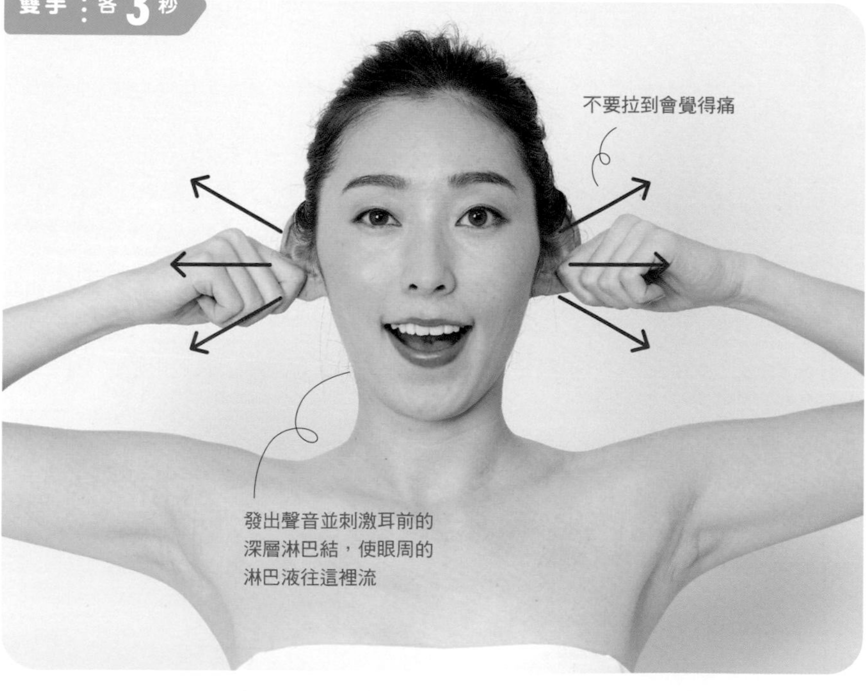
不要拉到會覺得痛
發出聲音並刺激耳前的深層淋巴結，使眼周的淋巴液往這裡流

2 以雙手溫熱眼睛，幫助淋巴流動

雙手 3 次

4指放在眼皮上約10秒，讓眼周逐漸暖起來後，以5秒鐘的時間慢慢滑向耳前。

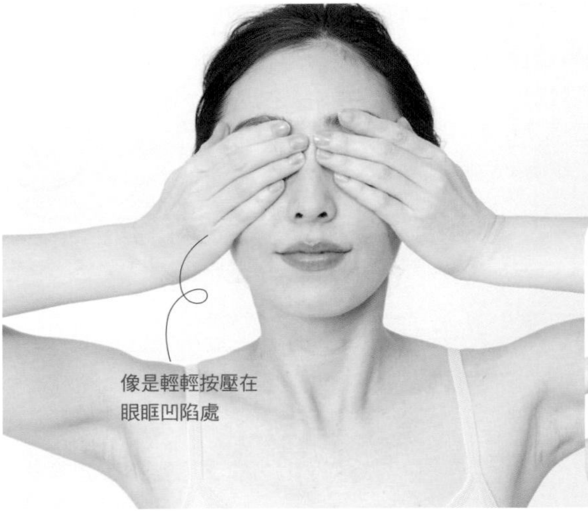
像是輕輕按壓在
眼眶凹陷處

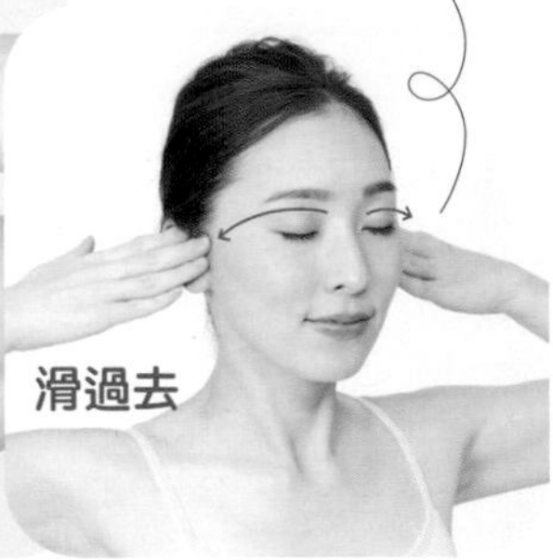
輕輕加壓
讓水分流過去
滑過去

3 使老廢物質流往鎖骨

雙手 5 次

以食指與中指夾住耳朵，從耳朵往鎖骨摩擦。

1

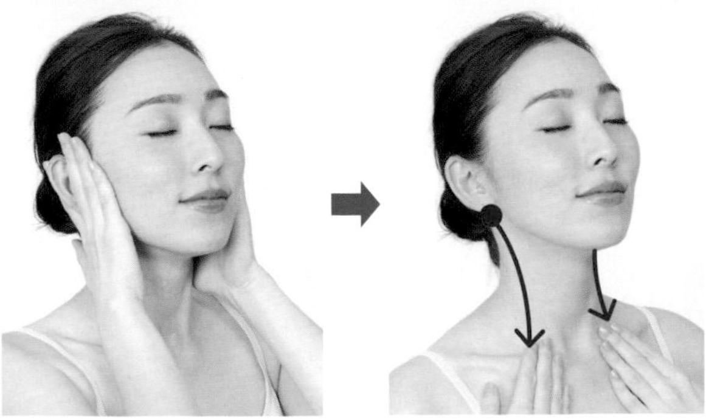

舒緩深層淋巴結搶救 **頸部**

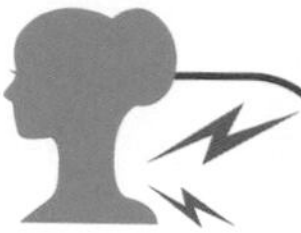

手機滑太久，脖子變得好僵硬……

促進淋巴液流動，改善血液循環！

由於頸部要支撐頭的重量，因此容易肌肉疲勞，血液循環變差。刺激僵硬的頸部肌肉，舒緩深層淋巴結，可以使堆積在頸部的老廢物質流動，進而改善血液循環。這樣做不僅能消除頸部的痠痛，思路也會變得更清晰。

HELP!

1 捏住後頸，頭以45度傾斜

4指由後方捏住頸骨。以右手捏住時，右臂便往右邊帶，反之亦然。頭則往相反方向倒，對頸部加壓。接著捏住頸根處做相同動作。

左右：各3秒

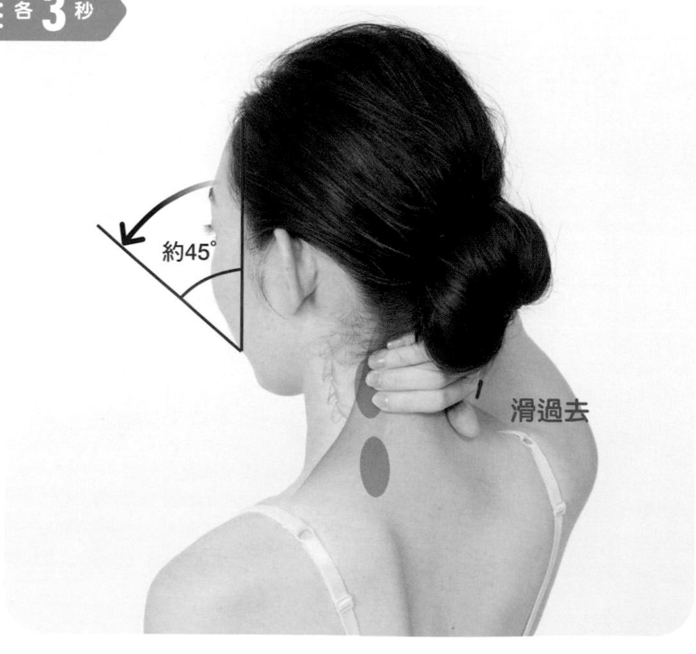

2 使老廢物質流往鎖骨

左右 各5次

像是要用右手抓住左側後頸、左手抓住右側後頸般，手從頸後往鎖骨摩擦。

1

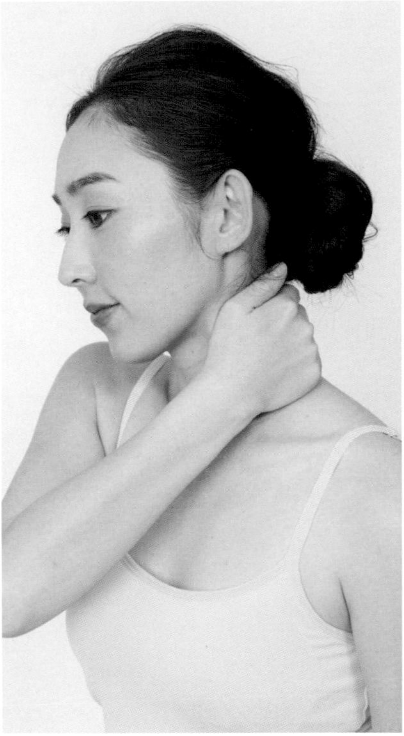

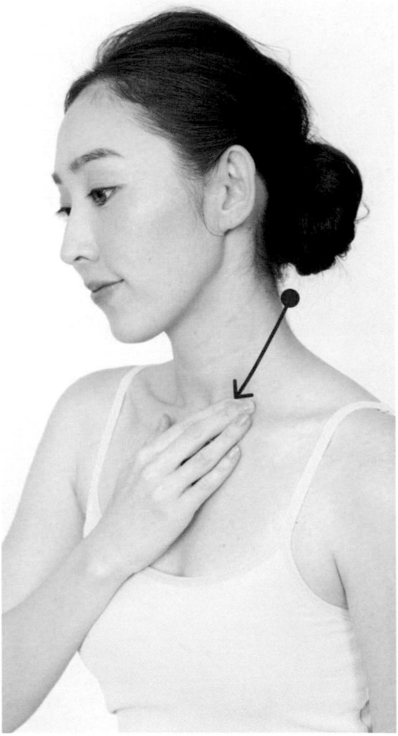

這些時候也可以做！

除了頸部痠痛外，長時間用腦思考、睡不好、眼睛疲勞時，做這個動作也有改善的效果。

舒緩深層淋巴結搶救 **肩膀**

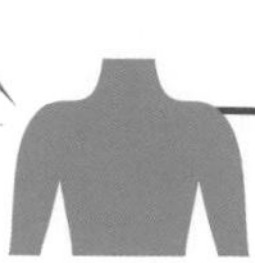

長時間坐辦公桌，肩膀好難受……

帶走凝固不動的老廢物質！

肩膀痠痛是因為肩部的肌肉僵硬所引起的。這時就要刺激因老廢物質堆積而有如鐵塊般硬梆梆的肌肉，並舒緩深層淋巴結，讓凝固停滯的老廢物質流動起來。如此便能緩解肩膀沉重的感覺，疼痛也會消失無蹤。

HELP!

1 垂直按壓肩膀骨頭的邊緣，轉動手肘

左右：各3次

以4指垂直按壓肩膀骨頭的邊緣處，
並由肩膀畫大圈向內轉動手肘，接著向外轉。

先舒緩腋下的淋巴結（P46－47的**1～4**）再做，效果更棒！

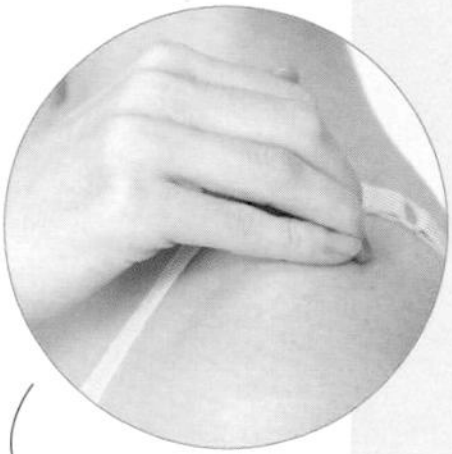

像是將手指按進去般，以指腹按壓肩膀骨頭的邊緣處

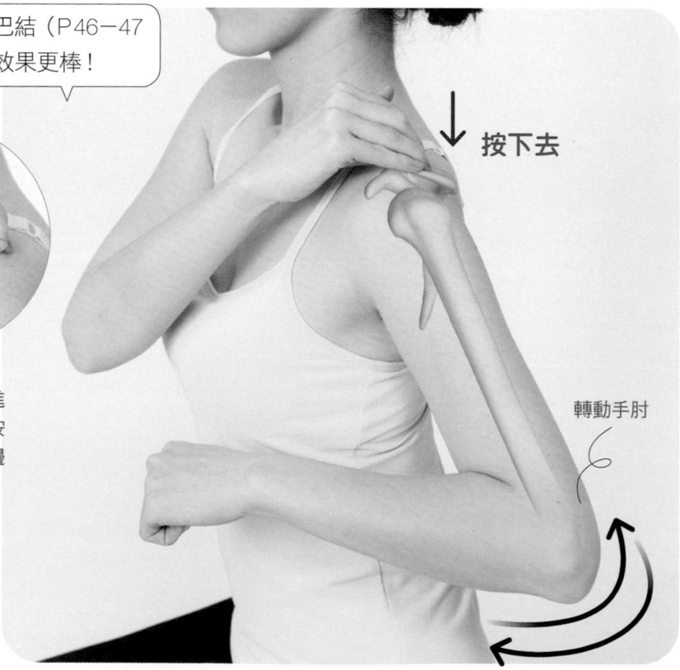

2 將肩膀骨頭的邊緣往前壓，轉動手臂

左右：各3次

手指朝著鎖骨方向按壓，與1一樣向內轉動手臂，再向外轉動。

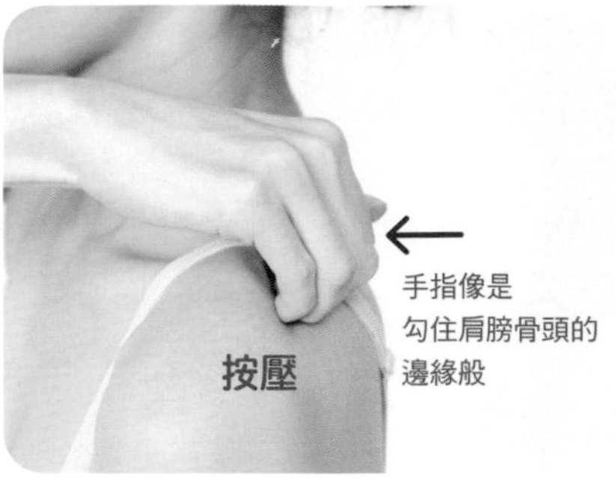

3 將肩膀骨頭的邊緣往後推，轉動手臂

左右：各3次

手指朝著背後按壓，與1一樣向內轉動手臂，然後再向外轉動。

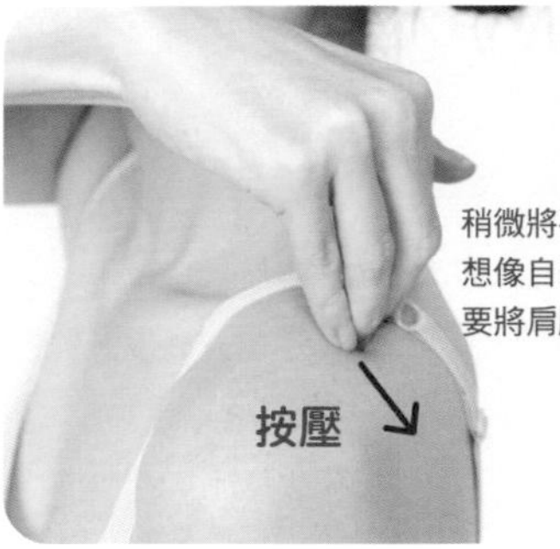
稍微將手指打直，
想像自己
要將肩胛骨剝開

4 使老廢物質流往鎖骨

左右：各5次

手放在肩胛骨上端，整個手掌往鎖骨摩擦。

1

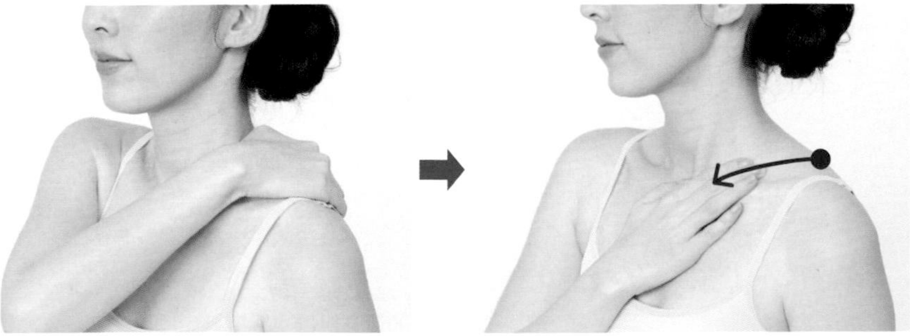

COLUMN

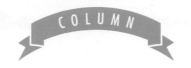

塑身內衣要在舒緩深層淋巴結後再穿

能將體型修飾得更完美、消除腿部水腫的塑身內衣及壓力褲襪等商品，對女性而言是可靠的好夥伴。

有的人可能會每天一直穿著，但要穿塑身內衣的話，在舒緩了深層淋巴結之後再穿，效果會更好。

穿著塑身內衣或壓力褲襪時，肌肉等於一直處在受壓迫的狀態。如果從舒緩深層淋巴結的步驟來想，大家或許會覺得這代表血管也受到了壓迫，會暫時促進血液循環，淋巴液及老廢物質應該同樣會流動。但其實在這種狀態下，老廢物質並沒有排出體外，而是停在了淋巴結。若一直持續壓迫，會使血液流動停滯，反而形成水腫。

如果以高速公路來比喻，塑身內衣或壓力褲襪造成的壓迫就像道路（血管）變窄了，但車子（淋巴液）卻在增加。這會在收費站（淋巴結）形成塞車，最後導致交通癱瘓。要抒解車潮的話，收費站就必須加開更多車道。舒緩深層淋巴結就相當於這個步驟。加開車道便能改善車流，也就是讓淋巴液的流動變好、變順。

因此，穿著塑身內衣或壓力褲襪前，要記得先舒緩深層淋巴結。而脫下來之後，則要做伸展手腳等舒緩身體的動作。相信如此一來，大家就能順利得到自己想要的效果。

PART 6

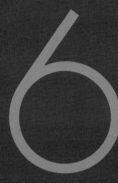

進一步提升深層淋巴結舒緩的效果！

建立良好生活習慣

如果有心要做深層淋巴結舒緩按摩的話，能發揮出更大功效、持之以恆下去當然是最好的，因此平時就要多加留意，別讓老廢物質塞住了。這一章要介紹的就是只需要稍微改變現在的生活，即可從早到晚輕鬆建立良好習慣的方法。

控制好自律神經，提升深層淋巴舒緩按摩的功效

如果想提高深層淋巴結舒緩的效果，在刺激深層之前，要先建立良好生活習慣，讓靠近皮膚的淺層淋巴流動順暢，因此控制好與淺層淋巴相關的自律神經十分重要。

自律神經包括交感神經與副交感神經，負責掌管身體器官，而且不受我們的意識影響。

人在清醒或工作、從事運動等活動時，屬於交感神經優先作用的狀態。這種狀態主要出現在白天，會使血管收縮、心跳加快，或是流汗等。至於睡覺、用餐或放鬆

休息時，則是副交感神經優先作用。此時我們的血管會擴張、心跳變慢，唾液量增加。

當交感神經優先作用時，末梢血管會收縮，抑制淋巴液流往淺層的淋巴管。而當副交感神經優先作用時，血管則會擴張，活化淋巴液的流動。交感神經與副交感神經分別優先作用的狀態反覆循環，有助於淋巴順暢流動。

因此，若想打造老廢物質不阻塞的體質，就要將自律神經調理好。下一頁起便會介紹容易在日常生活中實行，並養成習慣的實用方法。

交感神經與副交感神經

交感神經與副交感神經優先作用時，
身體分別會有以下的表現。

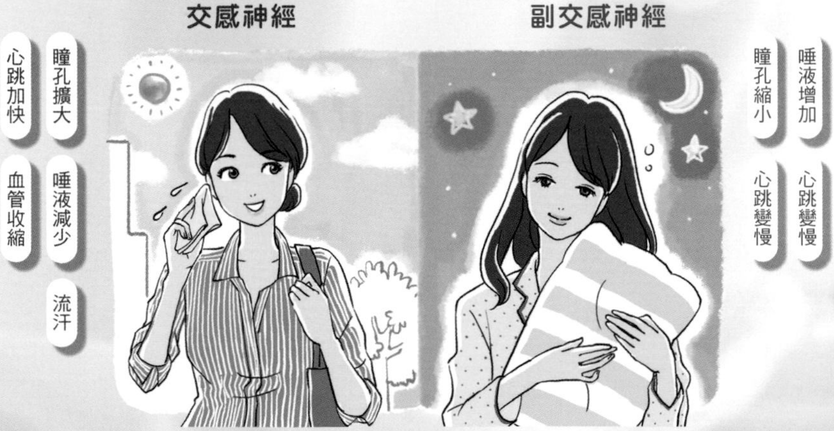

交感神經
瞳孔擴大
心跳加快
唾液減少
血管收縮
流汗
副交感神經
唾液增加
瞳孔縮小
心跳變慢
心跳變慢

起床後 在早晨的陽光下做AYT體操

早晨時交感神經會優先作用，使我們的身體處在活動模式；到了傍晚則變成副交感神經優先作用，讓身體進入放鬆模式。但熬夜或壓力有可能會打亂這樣的節奏。

為避免發生這種情況，就要有充足的睡眠，並在早上起床後站在陽光下好好地深呼吸。人體在曬了太陽的14～16小時後會分泌促進睡眠的「褪黑激素」，幫助我們在晚上入睡。

深呼吸之後，建議大家接著做「AYT體操」活動肩胛骨。由於自律神經會通過背部，活動肩胛骨可以活化自律神經，讓身體醒過來，並改善肩膀痠痛。把握交感神經優先作用的白天時間，積極地動起來吧。

好習慣讓老廢物質不阻塞

- 早上起床後，先站在陽光下深呼吸
- 做「AYT體操」活動肩胛骨，舒緩背部緊繃
- 不要熬夜，確保睡眠充足

用 AYT 體操調理自律神經

可以的話，建議早、午、晚各做一次。

A、Y、T三個動作為1組，一次做10組。

做家事或坐辦公桌等，長時間維持同一姿勢時也可以做。

A

雙腿稍微打開，
雙手舉過頭，手掌相貼

Y

雙手往斜上方舉

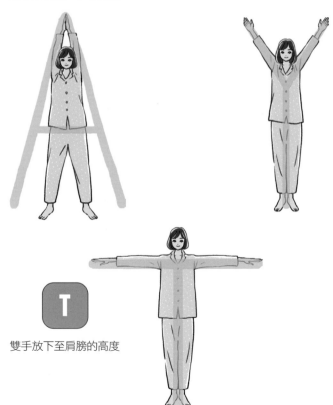

T

雙手放下至肩膀的高度

早晨

早晨喝冷水及熱飲
活化腸胃機能

雖然早上起床很辛苦，可能也沒時間吃早餐，但有幾件事情希望大家務必要做到。首先是起床之後馬上喝冷水。這樣做可以刺激腸胃，讓身體產生便意。接下來則是裝一些溫熱的東西到胃裡。不論是味噌湯之類的湯品或是咖啡等，任何東西都可以。喝熱飲能夠促進腸胃運作，淋巴也會變得更容易流動。即使是肚子不太餓或是忙碌的時候，最好也保持這樣的習慣。對於胃的刺激會連動到大腸及腦，可幫助排便順暢。排出老廢物質是打造不會阻塞的體質重要的一環。此外，喝了熱飲會使體溫上升、毛細血管擴張，淋巴的流動也會變好。

好習慣讓老廢物質不阻塞

- 起床後馬上喝冷水
- 飲用味噌湯等湯品或熱飲
- 固定去廁所，養成排便習慣

活化淋巴就從早上開始

利用早晨排出老廢物質，展開健康的一天吧。

❶早上起床後馬上喝冷水

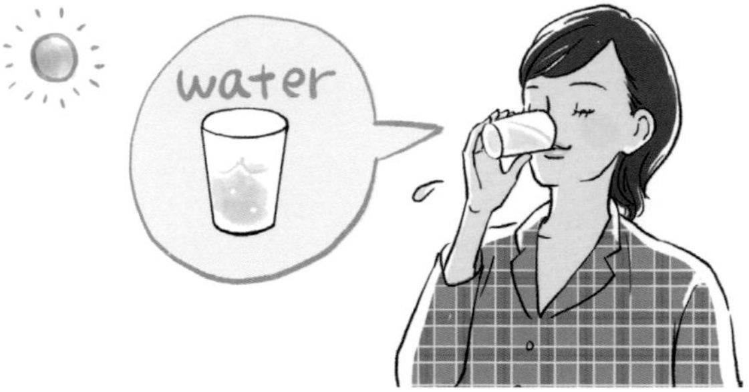

冷水會刺激腸胃，
讓剛醒過來的身體產生便意。

❷ 喝味噌湯之類的湯品或咖啡、紅茶、牛奶等熱飲

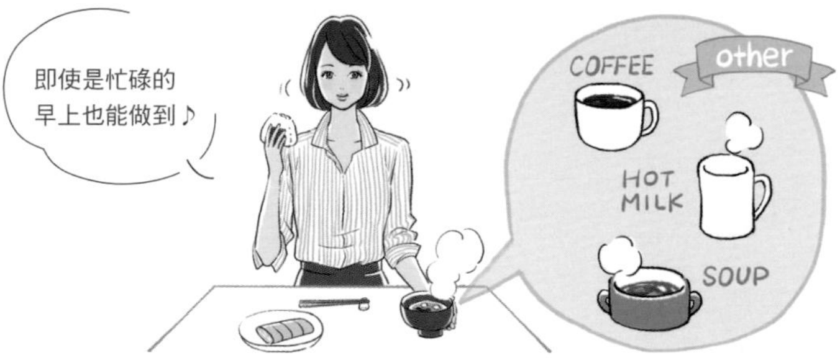

這些溫熱的食物能促進腸胃運作，
使淋巴更容易流動，並有助於順暢排便。

工作&家事

勤加活動身體 維持良好血液循環

長時間坐辦公桌或平時姿勢不良、運動不足、壓力，都會導致淋巴的流動變差。想避免老廢物質阻塞，就要多用心在以下幾件事上。

首先是養成工作時也要勤加活動身體的習慣。就算是需要久坐的工作，也建議每2小時去上1次廁所。水分不足會造成淋巴不易流動，因此一天要喝2公升左右的水，以排出老廢物質。另外，腳如果冷到了，血液便會停滯，連帶使得淋巴的流動變差。穿上腿套之類的物品保暖，或每小時刺激1次大腿根部的淋巴結都能有所改善。

做家事時記得以下幾點，也能防止淋巴停滯不動。

好習慣讓老廢物質不阻塞

- 不要一直坐著不動，2小時去上1次廁所
- 穿腿套&做活動足踝的運動避免雙腳冰冷
- 做家事時不忘保持淋巴流動

工作＆做家事時別忘了這樣做

在辦公室上班，或是做洗碗盤、曬衣服等家事時，
順便做以下這些動作，就能避免老廢物質阻塞。

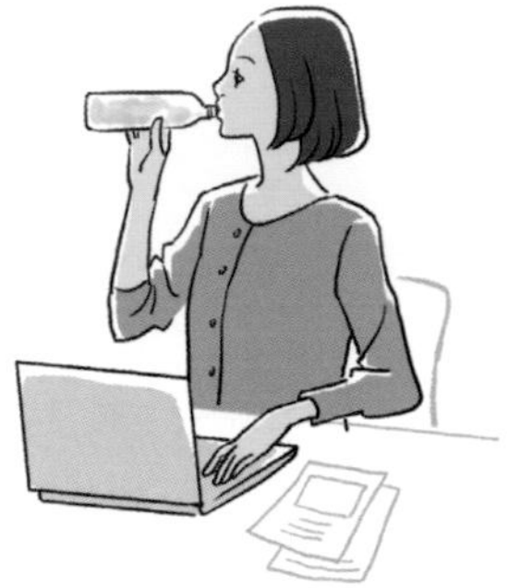

手邊放一瓶水（500ml），勤加補充水分，1天喝3～4瓶。2小時去上1次廁所。

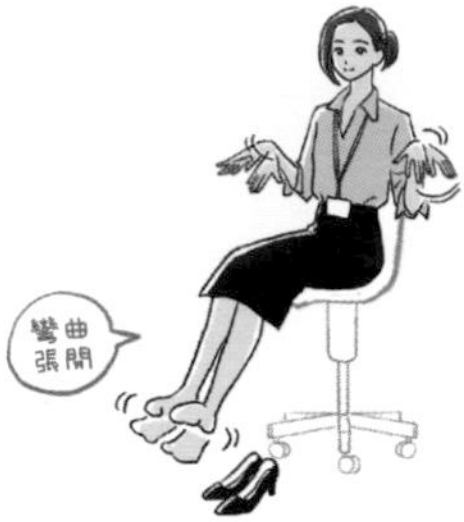
彎曲
張開

每小時刺激1次大腿根部的淋巴結。也可以一起做腳趾彎曲、伸展開來的運動，或動一動手腕。

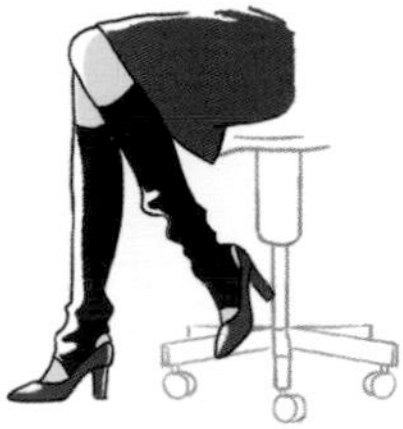

穿上腿套或襪子避免雙腳冰冷。

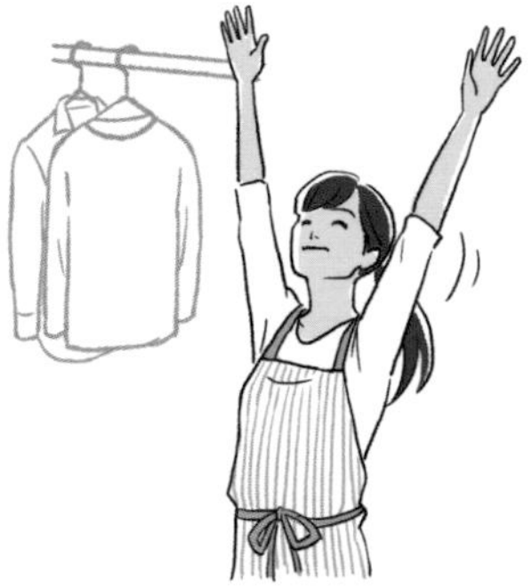

吸地板、曬衣服時

伸展身體、手腳等，變換不同姿勢，也可以做AYT體操。不要一直用相同姿勢做家事。

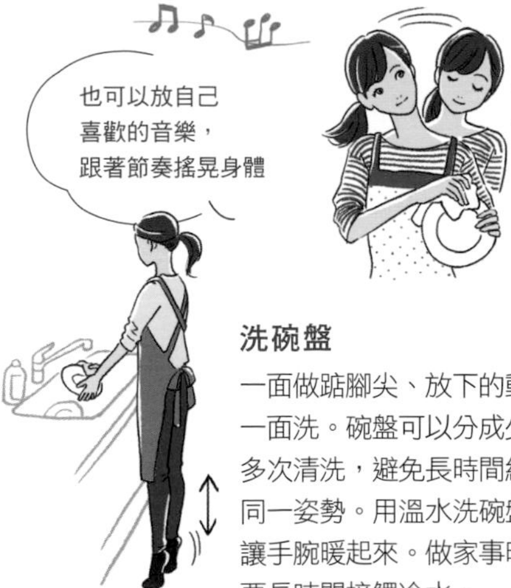
也可以放自己
喜歡的音樂，
跟著節奏搖晃身體

洗碗盤

一面做踮腳尖、放下的動作一面洗。碗盤可以分成少量多次清洗，避免長時間維持同一姿勢。用溫水洗碗盤，讓手腕暖起來。做家事時不要長時間接觸冷水。

泡澡
&
睡眠

藉由泡澡讓身體暖起來，提升按摩及睡眠的效率

在浴缸裡泡澡會讓心情放鬆，副交感神經優先運作。由於手腳末稍的毛細血管也會擴張，因此連指尖都能確實地暖起來。

此外，身體變暖了，肌肉也會變得柔軟，因此更容易按摩、效果更好，大家不妨多在放鬆的狀態下進行深層淋巴舒緩按摩。

而且，放鬆的狀態有助於營造良好的入睡環境，副交感神經在睡眠深沉時會優先作用。因此希望大家就算在夏天也要養成泡澡的習慣。

以下步驟是我推薦的泡澡方式，請大家試著做做看。

好習慣讓老廢物質不阻塞

夏天也要泡澡暖和身體

實行改善血液循環的泡澡方式

就寢前讓自己進入放鬆狀態

夜久老師的獨門泡澡方式

這是我自己也在用的泡澡方式。
沒有每天照做也沒關係，大家不妨嘗試看看。

❶ 肩膀以下泡在微溫的水（41℃左右）中，從1數到80～100。

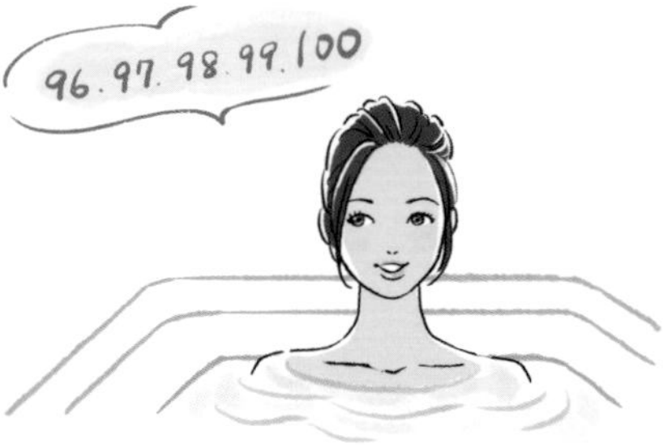

⬇

❷ 肩膀至胸部露出水面（只泡心臟以下），一面從1數到30，一面輪流將水淋在左右肩上。

⬇

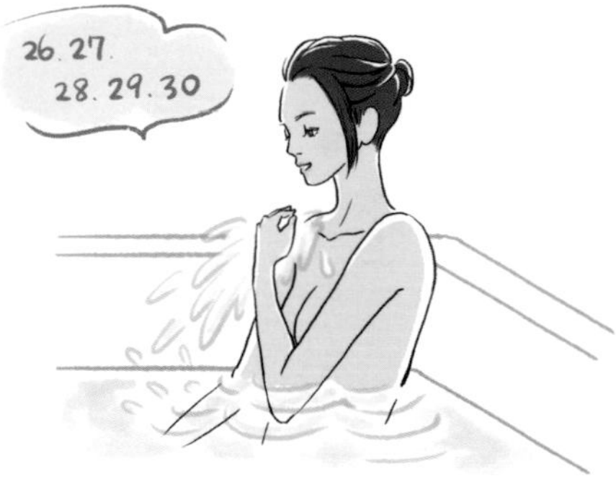

重複步驟❶❷3次。做❷的時候，只要身體不會覺得冷就OK了。

⬇

❸ 離開浴缸，膝蓋以下的部分淋水便可結束。做完後請務必喝水，這樣全身的血液循環都會變好♪

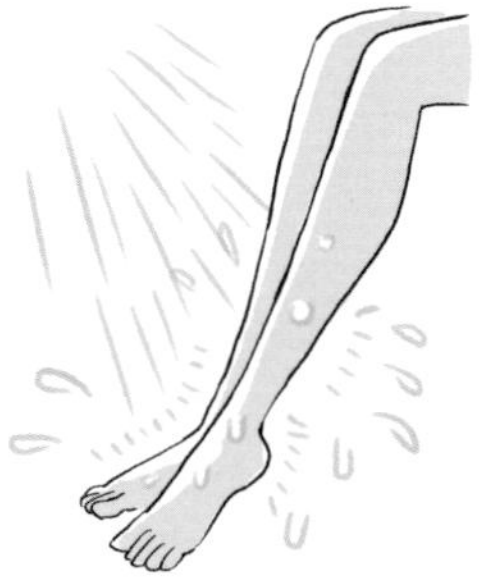

⚠重要的注意事項！

一直泡在熱水裡，或已經覺得吃力了卻還是重複這些步驟的話，會對心臟造成負擔。請不要勉強自己硬撐。

非常感謝大家將這本書讀到最後。

一直維持相同姿勢、使用電腦及手機對眼睛和手造成負擔、生活中缺乏運動等因素，都會導致身體累積愈來愈多老廢物質。

「深層淋巴舒緩按摩」正好可以解決這個問題。

過去的淋巴按摩只是藉由輕柔的按摩刺激淺層淋巴，而本書介紹的按摩則是壓迫、活動肌肉，藉此刺激位於深層的淋巴管。

刺激愈深入體內，淋巴的流動就愈快，排泄能力也會愈好，因此深層淋巴舒緩按摩的效果是過去淋巴按摩的10倍以上。換句話說，只要做3分鐘的深層淋巴結舒緩，排出老廢物質的效果就等同於30分鐘的淺層淋巴按摩。

當我累積了許多服務顧客的經驗後，光是摸到顧客的身體，我就能知道他們內心的狀態。這是因為身與心是相連的。手腳冰冷的人心情也容易消沉，而且肌膚黯淡；水腫的人則經常看輕自己。

但在看了眾多顧客產生的變化後，我深信一件事。那就是，

把身體保養好是能夠改變心情的！

如果你每天總是沒來由地心情低落、提不起勁，不用擔心！

「這只是因為你身體裡的淋巴停住不動了！從深層著手，讓淋巴流動就好！」

「只要從體內深處排出老廢物質，想法就會變積極、整個人充滿笑容，散發出你的魅力！而且每天都過得很幸福！」

我親眼見到了許多顧客在持續進行深層淋巴舒緩按摩後，不只是身體，連心態也變得更積極正面了。深層淋巴舒緩按摩能在短時間內排出老廢物質，讓你立即感受到身體變輕盈。當身體變輕了，心情也會跟著輕鬆起來，產生動力挑戰新的事物。

希望大家一起來清除體內的老廢物質，體會身心都輕鬆自在的感覺，以及挑戰新事物時那種興奮期待的心情。

最後，我要向閱讀本書的各位讀者、長久以來支持我的顧客、本書的各位製作人員、總是信任鼓勵我的沙龍同仁及朋友、我最愛的丈夫送上愛與感謝。

夜久ルミ子

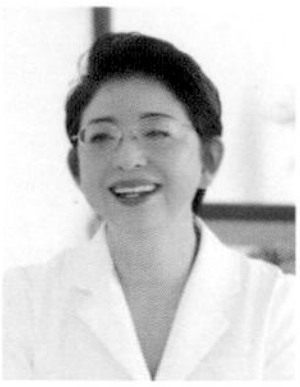

著　者

夜久ルミ子

藥科大學畢業後，曾於醫療中心的藥局擔任藥師。由於對西洋醫學的對症治療抱持疑問，並對全人醫療感興趣，因此開始學習東洋醫學。取得針灸、按摩師證照後，以「了解西藥的東洋治療師」之姿自行開業。雖然得到眾多患者好評，但也發現許多患者都為壓力所苦，深切體認到同時照顧好身心雙方面的重要性。
為進行壓力治療，又學習腦科學、心理學，以及美容美體、芳療等，與身心療癒及美相關的技術，取得了美容綜合證照。此外並全面性結合西洋醫學、東洋醫學、芳療、美容美體等知識與技術，開發出「深層淋巴結舒緩」與「WATCH療法」這兩種排毒法，以做到身心雙方面的壓力治療及實現擁有美麗外表的目標。
目前以「日本唯一的美麗專家」身分，於「RUBYZ」（沙龍、學校。學校位於千葉縣柏市與東京表參道）進行治療與指導，並在日本全國的沙龍舉辦講習與演講。

主要擁有證照：藥劑師、臨床檢查技師、針灸師、按摩指壓師、CIDESCO國際美容師、一般社團法人日本美容協會認證TEA、一般社團法人日本美容協會認證指導講師、一般社團法人日本美容協會社福美容師、美容業協會認證講師、AEAJ認證精油講師、芳療師、WATCH專家、深層淋巴專家等。

STAFF

model	殿柿佳奈（SPACE CRAFT）
攝影	織田紘
髮型&化妝	橋本ワコ
設計	中村理恵　山岸蒔（STUDIO DUNK）
插畫	コタケマイ（asterisk_agency）、ミヤモトヨシコ、Round Flat
執筆協力	峯澤美絵
編集協力	有限会社ヴュー企画

淋巴按摩瘦身操

出　　版／楓葉社文化事業有限公司
地　　址／新北市板橋區信義路163巷3號10樓
郵政劃撥／19907596　楓書坊文化出版社
網　　址／www.maplebook.com.tw
電　　話／02-2957-6096
傳　　真／02-2957-6435
著　　者／夜久ルミ子
翻　　譯／甘為治
責任編輯／王綺
內文排版／洪浩剛
港澳經銷／泛華發行代理有限公司
定　　價／320元
出版日期／2021年7月

國家圖書館出版品預行編目資料

淋巴按摩瘦身操 / 夜久ルミ子著；甘為治翻譯. -- 初版. -- 新北市：楓葉社文化事業有限公司, 2021.07　面；　公分

ISBN 978-986-370-299-3（平裝）

1. 減重　2. 按摩

411.94　　110007247